SUPERA LA ANSIEDAD Y LOS ATAQUES DE PÁNICO (2 EN 1)

SUPERA TU ANSIEDAD SOCIAL (EN LAS RELACIONES) Y LA DEPRESIÓN DE FORMA NATURAL CON LAS TERAPIAS (TCC, TDC Y ACT), MEDITACIONES Y UNA VIDA SALUDABLE

WESTLEY ARMSTRONG

D

DEVON HOUSE
PRESS

CONTENTS

INTRODUCTION

Vivimos en una sociedad que nos condiciona a creer que ciertos sentimientos son malos, que ser positivo y feliz todo el tiempo es la forma en que deben ser las cosas. Así que, si eres una persona que no encaja en esa descripción (como yo) o si algo ocurre en tu camino y te das cuenta de que no eres feliz todo el tiempo, de repente, hay motivos para alarmarse. Cuando nos sentimos ansiosos, estresados, abrumados o nerviosos, a menudo nos enfadamos con nosotros mismos por tener estos sentimientos porque creemos que está mal sentirse así. Normalmente, cuando somos niños, tendemos a evitar las personas, las situaciones o los lugares que nos provocan esos sentimientos. Pero cuando crecemos, nos damos cuenta de que esos sentimientos están en todas partes. Entonces, ¿dónde nos deja eso?

La transición a la edad adulta en nuestra generación no se parece a nada de lo que vivieron nuestros padres y bisabuelos. El cambio disruptivo es real. Nuestro mundo está cambiando de una manera que ninguno de nosotros esperaba, y mucho menos se siente preparado para manejar.

Aunque pases años recibiendo una educación formal y endeudándote para obtener un título universitario, eso no garantiza que tengas una vida estupenda y feliz. Las generaciones anteriores parecían tenerlo mucho más fácil, ya que la vida era más lenta, estaba más predeterminada y la economía era menos volátil que hoy. Por tanto, era más fácil predecir el tipo de vida que te esperaba si lo hacías todo según las normas. Hoy, la historia es diferente. ¿No es de extrañar que la salud mental se haya convertido en un tema tan relevante en nuestra sociedad?

Y no sólo afecta a los adultos. Incluso los adolescentes y preadolescentes se encuentran atrapados en una mente y un cuerpo que no funcionan de forma óptima. Todo lo que los médicos pueden decir es "intenta no preocuparte tanto"... Me parece una de las frases más irritantes que alguien podría decirme. He escuchado esa afirmación demasiadas veces para mi gusto. Y probablemente hayas elegido este libro porque estás harto de algo.

Quizá estés harto de ir por la vida sintiéndote atrapado e incapaz de funcionar como los amigos con los que creciste. Puede que te hayas dado cuenta de que tu estilo de vida actual no es sostenible. El hecho de que apenas puedas conservar a tus amigos, o de que prefieras conducir durante 12 horas antes que tomar un vuelo de treinta minutos porque no soportas volar no va a hacer que tu vida sea más cómoda a medida que te haces mayor.

Y teniendo en cuenta lo importante que se ha vuelto hablar en público, las reuniones sociales y la creación de redes para una carrera exitosa, es hora de hacer algunos cambios. Pero puede que para ti ni siquiera se trate de ser social. Tal vez tu problema sea mucho más grave y estés harto de depender de la medicación y de cambiar de terapeuta porque nada funciona. Cada año, a medida que la economía cambia y tus deudas aumentan, puede que sientas que estás a punto de perder la cabeza.

No quiero parecer un sabelotodo. Soy consciente de que tu historia puede ser totalmente diferente a los distintos escenarios que acabo de compartir, pero la cosa es así. Te atrajo esta guía porque, por una razón u otra, estás cansado de ser víctima del tortuoso reino de la ansiedad y los ataques de pánico.

Cuando la ansiedad o el pánico aparecen por primera vez, lo único que quieres es escapar de esa experiencia. Supongamos que está relacionada con un lugar o una persona en particular. En ese caso, la inclinación natural es evitar por completo ese lugar o esa persona, especialmente cuando ocurre la tercera o cuarta vez. Como el problema se repite en diferentes lugares, empiezas a preguntarte si la causa eres tú. Tal vez la culpa sea tuya. Pero te resulta difícil admitir que necesitas ayuda. Al final, llega un día en el que eres tú, en el sofá, en la ducha o tumbado en la cama, incapaz de conciliar el sueño. Sin ninguna razón aparente, te vienen ataques de ansiedad de repente, y sabes con certeza que necesitas ayuda.

Desgraciadamente, para muchos de nosotros, pasa un tiempo antes de que nos demos cuenta de que esta horrible experiencia nos persigue porque viene desde adentro. El día en que te das cuenta de ello es probablemente uno de los peores días de tu vida, porque de repente te sientes completamente impotente e incapaz de escapar de esta prisión invisible.

Yo también he pasado por eso.

A los once años, tuve mi primer ataque de pánico. No podía entender lo que estaba pasando, pero era una sensación abrumadora sobre la que no tenía control. Sinceramente, pensaba que el corazón se me iba a salir del pecho. Intenté ocultar mis síntomas porque estábamos en una cena con mis padres y no quería convertirme en el centro de atención.

Me sentí mareado, mi visión era borrosa y creo que por un momento perdí el conocimiento. Por suerte, pude salir corriendo al patio trasero y tumbarme en la hierba hasta que me sentí un poco mejor. Si por mí fuera, habría corrido toda la tarde hasta mi casa. Pero tuve que contenerme para no molestar ni avergonzar a mis padres. Además, ¿qué pensaría todo el mundo de mí? ¿No me llamarían débil? No quería pasar por esa vergüenza. Así que me aguanté y pareció funcionar durante un tiempo. Los meses siguientes parecían estar bien hasta que otro acontecimiento desencadenó mi ansiedad. Esta vez, era más potente e imposible de ocultar. Mis padres organizaban una cena de Navidad con amigos y familiares. Llevaba un año recibiendo clases de piano y no me iba tan mal, pero no estaba preparado para actuar ante nadie. Desgraciadamente, mis padres vieron la oportunidad de mostrar el talento de su hijo. Le dijeron a todo el mundo que iba a tocar algo. Fue el momento más horrible cuando lo anunciaron en la mesa. Todos me veían como el chico tímido que apenas habla, pero estaban ansiosos por oírme tocar. Quería que la tierra se abriera y me tragara entero.

Cuando llegamos a la actuación, estaba sudando, con náuseas, mareado y casi a punto de desmayarme. Recuerdo que mi padre se sentó y tocó una melodía rápida para preparar al público y animarme, y luego me hizo un gesto para que me uniera a él y tocara. Me levanté y empecé a caminar hacia él, pero en algún momento mi cuerpo se congeló, se dio la vuelta y corrió hacia mi habitación casi por voluntad propia. Apenas llegué a mi cama. Tumbado en la cama, tuve un auténtico ataque de pánico que hizo que mi madre se asustara y me llevara al hospital. En los meses y años siguientes, estos sentimientos abrumadores volvieron a aparecer esporádicamente. A los dieciocho años, parecía haber tocado fondo. Tenía ataques de pánico en casi todos los lugares a los que iba. Mi vida social se redujo a cero. Tuve que dejar prácticamente todas las aficiones que tenía de niño, y la idea de convertirme en un hombre con una carrera mientras me sentía como lo hacía casi me volvió loco. Sabía que no podía manejar la vida tal y como era. Me ahorraré los angustiosos detalles de tener que ir por la vida pensando que nunca tendría una vida activa y plenamente funcional. Los médicos nunca pudieron encontrar nada malo en mí, pero yo sabía que algo no estaba bien. La medicación que me recetaron no parecía resolver el problema, pero al menos me ayudaba a sobrellevarlo. Así que, créanme, soy muy consciente de lo debilitantes que pueden ser los trastornos de ansiedad. La razón principal para crear los recursos que he creado a lo largo de los años para superar la ansiedad y el pánico es que llegué a un punto de mi vida en el que ya había tenido suficiente. Estaba harto de ser una víctima y de sentirme atrapado. Necesitaba una salida.

Después de años de oscuridad y de sentirme atrapado en un túnel de pesadilla, finalmente encontré una salida. La documentación de las técnicas y soluciones que utilicé para sanar y luego probarlo en otros con resultados exitosos es lo que tú tienes en tus manos. Se te presentarán conocimientos, métodos, técnicas y opciones probadas para programas de terapia que no implican el uso de medicamentos.

He visto a personas transformar sus vidas cuando ellos y los que les rodean ya habían perdido toda esperanza. Estas personas creían que estaban condenadas a vivir con trastornos de ansiedad para siempre y pensaban que el mejor escenario era conseguir estrategias de afrontamiento que les aportaran algún alivio temporal. Por suerte, estaban equivocados. A lo largo del libro leerás algunas de esas historias triunfantes. Entienda que no estoy sugiriendo que esto funcionará para todas las personas que sufren de ansiedad y trastorno de pánico. Sin embargo, creo que si te comprometes con este proceso y encuentras resonancia en mi enfoque holístico de la curación, puedes salir de la impotencia y entrar en tu nuevo estilo de vida.

Piensa en esto como una guía que te dará soluciones útiles y fáciles de aplicar para superar tu ansiedad y tus ataques de pánico, para que por fin puedas vivir la vida feliz que te mereces. ¿Emocionado? Bien. Vamos a sumergirnos.

I

FUNDAMENTOS SOBRE LA ANSIEDAD, LOS ATAQUES DE PÁNICO Y EL INICIO DEL CAMINO PARA SUPERARLO

1

POR QUÉ NUESTRO ESTADO NATURAL ES LA PAZ Y LA FELICIDAD, A PESAR DE QUE LA MAYORÍA DE NOSOTROS SE ALEJA TANTO DE ELLO. Y CÓMO ESTAR MÁS EN CONTACTO CON TU SER NATURAL

¿Qué significa para ti la felicidad? ¿Cómo defines la Paz?

Si buscaras las definiciones de estos dos términos en un diccionario, tendrías un montón de conceptos intelectuales que suenan bien, pero que no hacen nada para transformar tu vida.

Es inútil utilizar la definición de felicidad y paz de otra persona porque eso no te acerca a tenerla en tu vida. La mayoría de los estudiantes de desarrollo personal hablan de paz y felicidad. Muchos gurús espirituales enseñan sobre la paz interior y la felicidad, pero eso sigue sin ayudar a las masas. Hay una gran diferencia entre saber sobre algo y experimentarlo.

¿Has visto alguna vez un buen documental sobre las profundidades marinas en el que la marea del océano se estrella contra la orilla con tanto dramatismo e intensidad? Luego, cuando la cámara se aventura, a unos metros de profundidad, ves un nuevo y tranquilo mundo lleno de todo tipo de hermosas criaturas, que se mueven a su propio ritmo, totalmente imperturbables por la acción de arriba. Se trata de una imagen fantástica que ayuda a entender cómo son la paz y la felicidad. La mayoría de nosotros tendemos a vivir en la superficie de las olas, donde hay mucha turbulencia y desenfreno. El problema es que esa es la única forma que conocemos de vivir la vida. No nos damos cuenta de que hay otro nivel más profundo dentro de nosotros en el que todo es tranquilo, dichoso y estable. Este nivel de conciencia relajada está realmente dentro de cada uno de nosotros. Lo que necesitamos es acceder a él.

Por ello, no quiero meterte en la garganta definiciones intelectuales que no harán más que entretenerte durante un minuto. En cambio, quiero invitarte a reflexionar mientras lees esta sección del libro. Trae a tu memoria cualquier momento de tu vida, ya sea por observación o por experiencia directa, en el que te hayas sentido feliz. Piensa también en momentos en los que te hayas sentido en completa paz. Eso fue lo que te hizo vislumbrar la paz y la felicidad. Fue un momento en el que percibiste tu verdadera naturaleza. No importa lo fugaz y temporal que sea ese momento, si puedes traerlo a la mente, puedes comenzar este proceso de comprensión de lo que significan la paz y la felicidad.

¿Has observado alguna vez a los bebés jugando en un parque o en la playa? ¿Cuál es la palabra que le viene a la mente a la mayoría de la gente cuando piensa en ese escenario? Yo diría que la mayoría diría feliz, es decir, los niños siempre parecen tan contentos. Incluso cuando se enfadan por un juguete roto o se caen mientras corren detrás de un conejito en el patio, vuelven rápidamente a ese estado que solemos denominar felicidad.

Ahora, probemos otro escenario. Estás en la cola de la farmacia y el contenido de tu bolsa se derrama por el suelo justo cuando tu teléfono empieza a sonar. Supongo que el primer impulso sería probablemente un torrente de palabras de cuatro letras que nadie debería oír. E incluso si consigues reprimir ese impulso de desatar tu ira y frustración, sabemos que ese arrebato negativo no está muy lejos de tu configuración por defecto. Después de todo, la ansiedad y el pánico nunca se han asociado con la paz y la felicidad. Entonces, ¿qué ocurre?

¿Es esto de la felicidad algo que sólo pueden disfrutar los bebés pequeños y unos pocos elegidos?

La verdad te va a parecer escandalosa. Especialmente si has pasado los últimos años en un profundo invierno emocional. La felicidad es nuestro estado natural de ser. La paz en la mente, el cuerpo y el espíritu es la forma en que se supone que debes experimentar este viaje de ser humano.

La paz y la felicidad son nuestro estado natural, y la mayoría de nosotros no lo sabemos.

Seguro que has oído hablar de costosos retiros de yoga en la playa en los que la gente invierte una fortuna sólo para vislumbrar cómo podrían ser la paz y la felicidad. El motivo que impulsa este deseo de buscar la felicidad es realmente bueno. Donde la mayoría de nosotros nos equivocamos es en que asumimos que es algo que no nos pertenece y que tenemos que trabajar duro para conseguirla. Lo vemos de la misma manera que lograr un objetivo en el trabajo, y ahí es donde a menudo nos desviamos del camino. La paz y la felicidad ya forman parte de nuestro ADN. Es lo que somos. Pero incluso el más bello jardín de rosas, cuando se descuida, desarrollará malas hierbas. Y las malas hierbas ahogarán toda la belleza y harán que uno se pregunte si alguna vez hubo rosales en ese jardín.

Lo que intento transmitir es que tu estado natural de felicidad y paz fue impedido por una u otra razón. El trabajo entonces no es conseguir algo que no tienes, sino restaurar ese estado natural original antes de que la maleza se apoderare de ti y desordene tu mente y tu vida. Cuando buscamos que las circunstancias nos ayuden a conseguir la paz interior, acabamos alejándonos más de nuestra fuente de felicidad y sólo agravamos la ansiedad que nos aqueja.

LA FELICIDAD DESDE UN ENFOQUE CIENTÍFICO

El estudio de la felicidad ha crecido de forma espectacular en las últimas tres décadas. Una de las cuestiones más comunes que examinan los investigadores de la felicidad es la siguiente: ¿Qué tan feliz es la gente en general? En una encuesta realizada en 2007, Gallup descubrió que el 52% de los adultos estadounidenses que participaron en la encuesta declararon ser muy felices. 8 de cada 10 indicaron que estaban muy satisfechos con sus vidas. Otro sondeo realizado en 2013 reveló que la felicidad tendía a la baja. Solo un tercio de los participantes en esta reciente encuesta declararon ser muy felices. Ciertos grupos, como las minorías, los recién graduados universitarios y los discapacitados, revelaron un descenso en sus niveles de felicidad. Sólo puedo imaginar lo que las encuestas mostrarían ahora después de ser golpeados por una pandemia global en 2021, una era loca de Trump, y una tasa de desempleo masiva en 2020.

Basta con decir que la felicidad es algo que mucha gente está tratando de entender. Pocos han logrado conseguirla con éxito. Los investigadores de la felicidad, que buscaban descubrir lo que hace feliz a la gente, querían saber si el dinero, el atractivo, las posesiones materiales, las relaciones satisfactorias o una ocupación gratificante jugaban un papel en asegurar la felicidad en un individuo. Todavía no lo saben con certeza. Lo que especulan es que la edad está relacionada con la felicidad. La satisfacción vital suele aumentar a medida que la gente envejece, pero no parece haber diferencias de género en la felicidad (Diener, Suh, Lucas y Smith, 1999).

¿CÓMO NOS HEMOS ALEJADO DE NUESTRO ESTADO NATURAL?

Esta es una pregunta a la que no le faltan respuestas. Sólo hay que mirar a su alrededor. La adicción a la tecnología de la que todos somos culpables. La incertidumbre de todo, incluyendo el cambio climático, las guerras, los depredadores sexuales, los funcionarios del gobierno que a veces no son aptos para convertirse en jefes de estado, los tiroteos al azar, las pandemias, y la lista sigue y sigue. Es decir, a menos que vivas en una cueva, hay suficientes noticias que llegan y hacen que incluso una persona mentalmente sana esté ansiosa. Para los que ya luchan contra los trastornos mentales, especialmente la ansiedad y el pánico, las cosas sólo empeoran. Es difícil no sentirse enfadado, triste, impotente y básicamente derrotado por la vida. Eso es lo contrario de la alegría y la paz.

También hay muchas investigaciones llevadas a cabo por psicólogos sociales, publicadas en la revista Greater Good, que sugieren que nuestra felicidad y tranquilidad han ido disminuyendo a velocidades increíbles desde la década de 1950, principalmente debido a nuestra desconexión de la naturaleza. Estos estudios, junto con cientos de otros, apuntan a la conclusión de que podemos beneficiarnos enormemente de alimentar una fuerte conexión con la naturaleza. Cuanto más conectados estamos, más felices somos. Lo contrario también es cierto.

Algunos podrían pensar que este cambio se debe a la urbanización, pero en realidad, la cultura popular demuestra que tiene más que ver con el cambio de estilo de vida que hicimos con la llegada de la tecnología, que nos alejó de la naturaleza.

Haz un inventario personal de cuánto tiempo pasas viendo atardeceres, paseando por un parque/playa o sentado en un jardín los domingos por la tarde. Ahora contrasta ese tiempo total con el que pasas dentro de casa viendo Netflix, en el sofá o en la cama navegando por Internet o las redes sociales. Aprenderás un par de cosas sobre tu conexión actual con la naturaleza que te rodea. Y según esa lógica, cuanto más lejos te sientas de la naturaleza, más difícil será cultivar la alegría, el poder y la paz mental que buscas.

LOS ATAQUES DE PÁNICO Y LA ANSIEDAD PUEDEN OCURRIR CUANDO TE ALEJAS DE TU ESTADO NATURAL

Después de aprender que tu estado natural es la felicidad y la paz mental, espero que ya puedas ver que tus problemas de ansiedad no están destinados a estar contigo para siempre. Existen porque algo salió mal y provocó que te alejaras de tu estado natural de ser. Antes de que podamos ayudarte a volver a tu verdadero ser y a curar el problema actual, tenemos que entender lo que estás sufriendo, la causa de ello y cómo tratarlo.

La ansiedad es un problema de salud mental que puede adoptar diferentes formas. Hay un nivel normal de estrés que casi todo el mundo experimenta cuando hay un peligro real o un motivo de preocupación. Por ejemplo, si acabas de perder tu trabajo, tu cerebro desencadenaría esos sentimientos de ansiedad como una forma de motivarte para resolver el problema antes de que lleguen las facturas del mes siguiente. Este libro no trata de eso. Nos centramos en los trastornos de ansiedad, que son un grupo de enfermedades mentales que provocan un agobio y un miedo constantes. Estas emociones excesivas dificultan el funcionamiento normal en el trabajo, la escuela, el hogar y la vida social. En la medida en que tu ansiedad no se controle, empeorará. Existen muchos tipos de ansiedad, como el trastorno de ansiedad generalizada, el trastorno de pánico, el trastorno de ansiedad social, la fobia, la ansiedad por separación, el mutismo selectivo, la ansiedad inducida por la medicación y muchos otros. Este libro se centrará en los trastornos de pánico, la ansiedad social y la ansiedad generalizada, pero definamos brevemente cómo es cada uno de los mencionados.

- *Mutismo selectivo:* No es un tipo de ansiedad social frecuente, pero algunas personas lo padecen. Suele darse en niños pequeños y algunos adolescentes que suelen hablar con su familia pero no lo hacen en público.

- *Ansiedad inducida por medicamentos:* Se produce cuando una persona consume un medicamento concreto o incluso drogas ilegales, lo que desencadena síntomas de ansiedad. También puede ocurrir si se deja de tomar un medicamento concreto. Por ejemplo, si uno ha estado tomando antidepresivos durante mucho tiempo y deja de tomarlos.

- *Ansiedad de separación:* Esta forma de ansiedad es más común en los niños, pero también puede darse en los adultos. Si a menudo te sientes ansioso o temeroso cuando una persona cercana se aleja de tu vista o si siempre te preocupa que pueda ocurrir algo terrible a tus seres queridos, es probable que estés experimentando ansiedad por separación.

- *Fobias:* No se trata sólo de temer un objeto o cosa específica. Es más intenso que eso. El miedo va más allá de lo apropiado, provocando una reacción biológica grave. Por ejemplo, si tienes miedo a las alturas o a volar, estar en un avión te pone enfermo, literalmente. Escalar una roca, incluso en una sala cerrada simulada, te haría desmayar o entrar en modo pánico.

- *Trastorno de pánico:* Este tipo de ansiedad es intenso y será nuestro principal objetivo. Es cuando tienes tanto miedo hasta el punto de entrar en pánico que empiezas a sudar. El corazón te late casi fuera del pecho y sientes que te va a dar un infarto. También es posible que te duela el pecho y empieces a ahogarte.

- *Trastorno de ansiedad generalizada:* Consiste en una preocupación y tensión excesivas e irreales con poco o ningún motivo.
- *Trastorno de ansiedad social:* A menudo denominado fobia social, las personas que lo padecen son muy conscientes de sí mismas, se obsesionan constantemente con que los demás las juzguen y a menudo se sienten abrumadas por las emociones negativas y la preocupación. Ser social es una gran lucha, y a menudo se retiran de las interacciones sociales cotidianas.

Una buena pregunta sería: *"¿cuáles son algunas de las razones por las que me he alejado de mi estado natural de ser?"*

En lugar de buscar causas y motivos externos para tu ansiedad, es hora de mirar hacia dentro. Ese es el único lugar en el que tienes control de todos modos. No puedes controlar a la gente, al gobierno, a los mercados económicos o al clima. Entonces, ¿significa eso que vas por la vida siempre indefenso? En absoluto. Por el contrario, debes ser más consciente de algunas de las cosas que puedes estar haciendo y que alimentan tu ansiedad. Aquí algunas formas comunes en las que tendemos a alejarnos de nuestro estado natural.

1. Nos preocupamos demasiado por el futuro.
2. Compararse con los demás y con cómo hacen algo puede hacer que te quedes a la deriva y bloquees la felicidad.
3. Quedarse demasiado atrapado en la cabeza y darle demasiadas vueltas a todo.

4. Aferrarse al resentimiento, la ira o el arrepentimiento.

5. Pensamientos y emociones negativas. Permitir que las emociones negativas consuman tu mente puede acabar creando un estado permanente de ansiedad. Por eso es imperativo aprender a observar, procesar y controlar tus emociones, para que no gobiernen tu vida.

6. Falsa interpretación e historias que crean significados negativos, como asumir que la gente te está criticando, juzgando o ridiculizando cuando no es así.

7. La culpa y la vergüenza son importantes. Sentirse avergonzado por cometer un error o avergonzado por haber fracasado en algo puede desencadenar un ciclo de ansiedad que estalle en algo serio.

8. El miedo es, por lejos, la mayor emoción que genera ansiedad y otros trastornos de salud mental. Supongamos que se convierte en un estado de vida permanente. En ese caso, puede llevarte a la inestabilidad mental y bloquear por completo la paz y la felicidad en tu vida.

MANTÉN TUS PUERTAS ABIERTAS Y PONTE EN CONTACTO CON TU SER NATURAL

Cuando se trata de sanar y recuperar tu estado natural de ser, no hace falta ningún milagro. Vives en un universo que tiene un potencial ilimitado de alegría incorporado en el proceso de creación. No importa cuánto te hayas alejado de ese lugar de paz y felicidad real. Siempre puedes encontrar el camino de vuelta. El contenido de este libro te ayudará a ponerte en contacto con tu verdadera naturaleza una vez más para que finalmente puedas tener el tipo de vida que siempre soñaste. Comienza con una profunda comprensión de tus pensamientos y un claro reconocimiento de quién eres realmente. Sí, hay muchas razones externas en el mundo que desencadenan el estrés y la preocupación. Sin embargo, la paz y la felicidad nunca deberían estar a merced de las condiciones.

Si ser feliz fuera una cuestión de tener una vida perfecta, sin problemas y sin desafíos, toda esta conquista sería inútil. Lo que hay que entender es que ser feliz y estar en paz es un juego interior. No se trata de cambiar el mundo exterior ni de luchar contra las cosas malas. En cambio, se trata de elegir tu paz y felicidad personales. Se trata de encontrar la facilidad y entrenar tu mente para practicar pensamientos de mínima resistencia hasta que se convierta en tu forma natural de reaccionar ante las condiciones. Con el tiempo, te convertirás en el tipo de persona que siempre has querido ser, libre de la "enfermedad" que el estrés trae a tu cuerpo.

¿Estás preparado para elegir la paz y la felicidad?

¡LOS 3 MAYORES MITOS SOBRE LA ANSIEDAD DESMENTIDOS!

A claremos algo ahora. Los trastornos de ansiedad son reales y deben tratarse con la misma urgencia que cualquier trastorno físico. Los trastornos de ansiedad son comunes y omnipresentes en los EE.UU. Se estima que casi 40 millones de personas en los Estados Unidos experimentan un trastorno de ansiedad en un año determinado. Sin embargo, hay mucho estigma en torno a la ansiedad, y es hora de aclarar las cosas. Así que aquí hay tres mitos que debemos desmentir.

LA ANSIEDAD NO ES UNA ENFERMEDAD REAL; ¡ES UN INVENTO!

Todo el mundo se pone un poco ansioso de vez en cuando. La preocupación por conseguir un trabajo, los nervios antes de un examen importante, los nervios antes de una primera cita o la dificultad para dormir después de un acontecimiento traumático son normales. Pero cuando la ansiedad excesiva se apodera de ti y persiste en interferir con tus pensamientos y actividades diarias, es hora de buscar ayuda profesional.

No hay nada normal en las pesadillas recurrentes, los flashbacks, los ataques de pánico que parecen surgir de la nada, o en evitar situaciones sociales por miedo a ser juzgado, avergonzado o humillado. Lo peor que puedes hacer es asumir que eres débil o tratar de ocultar los síntomas. En lugar de eso, tienes que buscar ayuda porque no va a desaparecer sin más. No puedes desear que desaparezca ni ignorarlo, como tampoco puedes hacerlo con un ataque al corazón o con la diabetes.

La única forma de tratar la ansiedad es con medicación, terapia, meditación y otros cambios de estilo de vida saludables. Así que no dejes que nadie te haga sentir que todo está en tu cabeza; ¡no es así!

LAS PERSONAS QUE TIENEN ANSIEDAD SON DÉBILES, ES UNA DECISIÓN QUE ESTAS PERSONAS TOMAN

Algunas personas suponen que la ansiedad puede activarse y desactivarse. Como si fuera una elección personal, pero eso está muy lejos de la realidad. Otros piensan que es una forma de llamar la atención de las personas de su vida. Esto es totalmente falso. El hecho es que la ansiedad afecta a tu cuerpo, mente y comportamiento. Es una condición que puede afectar a personas de todas las edades, en todos los ámbitos de la vida. Por lo tanto, tenemos que desechar esta falsa percepción de que las personas con ansiedad son débiles o están rotas de alguna manera. Es una de las principales razones por las que la mayoría de la gente lucha en silencio (sobre todo los hombres). No hay que avergonzarse de sufrir este trastorno mental. Hay que abordarlo de la misma manera que se afronta una bronquitis o cualquier otro problema de salud.

LA ANSIEDAD SÓLO PUEDE TRATARSE CON MEDICAMENTOS

Muchos asumen que el único tratamiento para la ansiedad es la medicación. Pero, como descubrirás en este libro, hay muchas formas de curarse. Hoy en día, la medicación es quizás la menos deseable por los efectos secundarios que conlleva. Aunque hay muchos casos en los que se recomienda la medicación, ésta tiene que combinarse con algo que pueda abordar el problema de fondo. Por lo general, la medicina sólo proporciona un remedio temporal y una sensación de alivio, pero para curar la ansiedad hay que atacar el problema de raíz.

El tratamiento más eficaz es un tipo particular de terapia conocida como Terapia Cognitivo-Conductual (TCC), que se basa en la atención plena y en el cambio del pensamiento, las actitudes, el comportamiento y las creencias.

¿SABES LO QUE TE DA MIEDO?

El miedo está en la raíz de cualquier trastorno de ansiedad. Pero, ¿qué es el miedo y por qué somos tan temerosos? Hay muchas cosas que nos dan miedo. El miedo es una emoción fuerte que puede dominar rápidamente tu mente y tu vida si no se controla. Nuestro cerebro está programado de forma natural para desencadenar emociones basadas en la ansiedad cuando nos sentimos amenazados o en peligro. Esto ha demostrado ser extremadamente útil para nuestra supervivencia como especie, teniendo en cuenta lo pequeños que somos y lo salvaje y peligrosa que era la vida antes de la civilización. Estoy seguro de que el miedo era útil cuando éramos cazadores y recolectores y tratábamos de evitar que nos comieran los leones. Hoy, sin embargo, es una historia diferente. Experimentamos altos niveles de miedo cuando no hay una amenaza real o inminente, pero nuestros cerebros no parecen distinguir la diferencia. Podemos llegar a tener mucho miedo de una persona, un lugar o un acontecimiento que de ninguna manera amenaza nuestra vida. Pero como nuestros cerebros están acostumbrados a tener un miedo constante, reaccionaremos de la misma manera que lo hacían nuestros antepasados cuando se enfrentaban a una situación fatal. Nuestro cuerpo parece reaccionar de la misma manera aunque no estemos en peligro real. Hay muchos desencadenantes del miedo en la vida cotidiana. Puede que no sea fácil averiguar todos y cada uno de los desencadenantes que hacen que tu mente y tu cuerpo entren en ese estado de estrés, así que lo que tienes que hacer es gestionar mejor tus emociones y cómo reaccionas una vez que aparece el miedo. Una vez que entiendas tus miedos, será más fácil entender tu ansiedad.

QUÉ TE HACE ESTAR ANSIOSO INCLUSO CUANDO NO HAY PELIGRO A TU ALREDEDOR

Los profesionales de la salud suelen utilizar el término "ansioso" para referirse al miedo persistente. Así pues, la ansiedad y el miedo son inseparables. Los sentimientos primarios (tanto si estás muy ansioso como si tienes miedo) serán probablemente los mismos, y por eso quieres ser consciente de las cosas que te hacen sentir miedo y ansiedad.

La experiencia de la ansiedad no se limita a las personas económicamente desfavorecidas o políticamente oprimidas. Cualquiera puede padecerla. Muchos tienden a negar su ansiedad personal o, al menos, su intensidad, a veces incluso a sí mismos por diversas razones, como el miedo al rechazo, evitar la vergüenza o el sentido del orgullo. Y aunque está estrechamente relacionada con el miedo, no son lo mismo.

LA DIFERENCIA ENTRE EL MIEDO Y LA ANSIEDAD

Es esencial comprender la diferencia entre estos dos estados para poder diagnosticar tu estado actual. Algunos se han referido a la ansiedad como "el miedo extendido", lo cual se debe a que, en su raíz, la ansiedad suele estar alimentada por algún tipo de miedo. El miedo es básicamente un mecanismo de supervivencia. Es la respuesta psicológica y emocional a la sensación de estar en peligro y tiene que ver con la autopreservación. La ansiedad, por el contrario, es una señal de alarma de la creciente incapacidad de sobrevivir.

¿Sabías que no todas las formas de ansiedad se consideran perjudiciales? Muchos psicólogos creen que el estrés y la ansiedad leves y periódicos pueden ayudar a aumentar el rendimiento y la productividad. Para ciertas personas, el estado de alerta y la motivación aumentan, lo que hace que aprovechen aún más su potencial.

Así, el tema de la ansiedad puede resultar bastante controvertido, al igual que el estrés. Parece que hay una ansiedad amable y otra perniciosa, al igual que sabemos que hay estrés bueno y estrés malo, o colesterol bueno y colesterol malo.

Por ejemplo, supongamos que le preguntamos a un atleta, a un artista o a cualquier otra persona que esté a punto de embarcarse en un acontecimiento que cambie su vida. En ese caso, podrían revelar una experiencia de ansiedad leve por su parte. La comunidad científica parece ver esto como algo bueno. Sin embargo, la amenaza para la salud se produce cuando se mantiene durante largos periodos de tiempo y empieza a tomar vida propia en su mente.

Hay algo que debes saber sobre la ansiedad: No se trata de un trastorno de talla única, por lo que podemos dar por sentado que las estrategias específicas funcionarán para todo el mundo en general. Por ejemplo, la paz y la tranquilidad o la eliminación del estrés de tu vida pueden ser útiles y un gran consejo para una persona, pero ineficaz para otra. Por ejemplo, tengo un amigo que siente que su ansiedad empeora cuando está en una zona tranquila y de ritmo lento. Cuando se queda a solas con sus pensamientos, se siente menos productivo, aislado y abandonado, lo que realmente no ayuda. Por lo tanto, sus estrategias para controlar y sanar obviamente no pueden incluir un período prolongado de encierro en una habitación para la autocontemplación.

Y con eso, también debes tener en cuenta que hay básicamente dos tipos de ansiedad debilitante: la simple y la neurótica. Como su nombre indica, la ansiedad simple es una tensión emocional temporal que suele estar vinculada a las luchas y presiones de la vida, como pagar las facturas, aprobar un examen final o que un ejecutivo tenga que cumplir una cuota imposible.

La ansiedad neurótica es una tensión emocional que se ha arraigado en el comportamiento, haciéndola parte de la personalidad. Algunas neurosis incluyen la reacción obsesivo-compulsiva, la histeria y la depresión crónica, entre otras. La neurosis no tratada puede, con el tiempo, convertirse en psicosis. Sin embargo, esto ocurre generalmente para las personas con la disposición hereditaria de los problemas de salud mental.

Otra cosa extraña sobre la ansiedad de la que me he dado cuenta es que sus desencadenantes pueden cambiar con el tiempo. Por ejemplo, solía sentirme extremadamente ansioso cada vez que estaba en el cine. Un día, me di cuenta de que la tensión casi se había disipado porque iba al cine y no me sentía tan mal como antes. La alarma que siempre sonaba en mi cabeza se desarmó de alguna manera cuando mi cerebro se dio cuenta de que no corría ningún peligro real cuando salía a ver una película. Puede que notes algo similar en tu vida, en la que algún desencadenante que solía molestarte se disipa de repente. Lo que no quieres es que aparezcan más desencadenantes. Tu relación con la ansiedad probablemente evolucionará a medida que continúes en este viaje de curación.

ES LO QUE ES

Un ataque de pánico es una intensa oleada de miedo caracterizada por su carácter inesperado y su intensidad debilitante e inmovilizadora. Cuando se produce un ataque de pánico, no puedes respirar, sientes que el corazón se te va a salir del pecho y sientes que estás a punto de morir o de volverte loco. La mayoría de las veces, el ataque de pánico surge de la nada. No hay advertencia ni tiempo de preparación. Algunas personas pueden notar el desencadenamiento justo antes de que se produzca. Por desgracia, yo nunca fui una de esas personas. Mis desencadenantes no eran lo suficientemente claros, por lo que siempre los pasaba por alto.

Aunque la ciencia no ha identificado la causa definitiva de la ansiedad y los ataques de pánico, hay suficientes pruebas que apuntan a varios aspectos, como los factores ambientales, la predisposición genética, la química del cerebro, los antecedentes médicos, los acontecimientos traumáticos de la vida y la exposición prolongada al estrés. El consumo o la abstinencia de una sustancia ilícita también puede contribuir al desarrollo de la ansiedad.

LAS CAUSAS MÁS COMUNES DE LA ANSIEDAD

Genética

Algunas variantes genéticas específicas pueden estar asociadas a mayores niveles de estrés y ansiedad. Todos somos seres humanos únicos con una composición biológica diferente, por lo que tú podrías ser una de esas personas que podrían experimentar mayores niveles de ansiedad que tus parientes o amigos sin otra razón que la de estar incrustada en su código genético. Podrías recibir exactamente la misma noticia, y eso desencadenaría algo en ti, mientras que a la otra persona no le hace nada. Por ejemplo, recuerdo cuando mis padres nos dijeron a mi hermano y a mí que íbamos a pasar una tarde de sábado en casa de un amigo de la familia para una fiesta de verano. Inmediatamente empecé a sentirme nervioso, mientras que a mi hermano no parecía importarle en absoluto. Básicamente, lo que ocurre con los que son como nosotros es que los genes provocan desequilibrios químicos en el cerebro, lo que conduce a un aumento de los niveles de estrés.

Qué hay que tener en cuenta si tu biología es propensa al estrés y la ansiedad:

Un profesional médico podría realizar una serie de pruebas para determinarlo. Ellos aconsejarían el mejor tratamiento. Algunos psiquiatras podrían recomendar la medicación. Procede con cautela si te decides por esa opción porque la mayoría de las veces, los efectos secundarios de depender de la medicación pueden ser bastante perjudiciales a largo plazo. Te sugiero que experimentes primero con combinaciones de otros tratamientos, a menos que tu caso sea extremadamente grave.

Salud

El estrés acumulado, combinado con una mala alimentación y la inactividad física, puede ser una gran fuente de trastornos de ansiedad. ¿Lo sabes? Cuando maltratamos nuestro cuerpo, a menudo repercutimos directamente en nuestro estado mental porque nuestra biología afecta a nuestra psicología y viceversa. Maltratamos nuestro cuerpo cuando nos dejamos llevar por los estimulantes hasta el punto de la adicción. Cuando comemos los alimentos equivocados, tenemos malos hábitos de sueño y evitamos mantener nuestro cuerpo activo.

Si tienes el hábito de saltarte las comidas y de darte un atracón de comida basura excesivamente procesada, es probable que no tengas una dieta equilibrada. A tu cuerpo y a tu cerebro les falta la nutrición crítica para mantener un funcionamiento óptimo, lo que podría muy bien causar o al menos contribuir a la acumulación de un trastorno de ansiedad.

Piensa por un momento en la idea de tener un gen que te hace propenso a la ansiedad. Si estás maltratando tu cuerpo, entonces es más probable que desencadenes la ansiedad y caigas enfermo, no por los genes en sí, sino por la combinación de estos dos factores. ¿Ves cómo funciona esto?

Por lo tanto, no basta con decir que tu amiga Sally duerme tan poco como tú y come porquerías toda la semana y, sin embargo, nunca se pone enferma porque no conoces la disposición biológica de Sally. Así, puede que ambos tengan los mismos hábitos de salud, pero en tu caso, puede que te lleve a un problema de salud mental.

Lo mismo ocurre con la falta de ejercicio físico, porque está demostrado científicamente que actividades como correr, nadar, hacer deporte y entrenar en el gimnasio benefician al cuerpo y al cerebro. Ayudan a controlar el estrés y la producción de hormonas del bienestar. El ejercicio físico es una gran manera de canalizar hormonas como la adrenalina y el cortisol, evitando el estrés y la ansiedad.

Estados mentales poco saludables

Hay dos grandes estados mentales tenues que provocan alteraciones emocionales: La culpa y el egoísmo.

La culpa es la sensación de haber cometido un error personal y de ser responsable de un castigo. Por su propia naturaleza, la culpa siempre crea una tensión psicótica. Puede ser falsa o verdadera, pero la experiencia psíquica y la tensión son similares y reales para la persona en ambos casos. La culpa verdadera resulta de la transgresión o el rechazo de alguna ley autorizada o establecida por la sociedad. Por ejemplo, si robas algo a alguien, puedes sentirte culpable.

Por otro lado, la culpa falsa o imaginaria proviene del incumplimiento de las expectativas o juicios de los demás. Por ejemplo, si te cuesta rendir bien en clase, quizá tus compañeros e incluso los profesores se burlen de tu rendimiento, lo que te lleva a sentirte culpable. Esta culpa no está justificada, pero sigue causando daño. Muchas neurosis tienen la culpa como componente central. A menudo, el impulso que subyace a la falsa culpa es la necesidad de ganarse la aprobación de alguien, la necesidad de agradar o de ser aceptado por los demás.

Si, al leer esto, hay algo que te llama la atención, puede que se esté gestando un sentimiento de culpa no controlado. Hazte las siguientes preguntas

a. ¿Qué tipo de culpa estoy experimentando u ocultando?
b. ¿Está realmente justificada?
c. ¿Cuál es el motivo de mi sentimiento de culpa?
d. ¿Cuál sería la forma adecuada de tratar esta situación?

Si te das cuenta de que te estás aferrando a una culpa moralmente justificada, es hora de hacer algo al respecto. Si es moralmente injustificada, entonces reconócela por lo que es, reconoce que está perjudicando toda tu vida y resuélvela de una vez por todas. Puede que te sientas inclinado a pensar que la ansiedad es tu enemigo, pero la verdad es que la culpa y cualquier emoción negativa no resuelta son los verdaderos enemigos a los que hay que enfrentarse. Despréndete de cualquier sentimiento de culpa.

El egoísmo es otro estado mental problemático. Por lo general, las personas que sufren de egoísmo están tan preocupadas por sus necesidades personales que no tienen idea de que realmente lo padecen. Un rasgo común de ser egoísta es la ira. Aquí hay que tener en cuenta dos dimensiones fundamentales: La arrogancia que proviene de sentirse superior, y la inadecuación que proviene de sentirse inferior.

Una disposición de superioridad obliga a la persona a esforzarse obsesivamente por conseguir atención personal y asegurarse los elogios de los demás. Hay mucha exageración y una fuerte necesidad de reconocimiento. Por lo general, una persona así es insensible, juzgadora e incluso despiadada cuando se trata de los demás, lo que la hace potencialmente volátil. Podemos ver muchos de estos comportamientos en nuestra sociedad actual, especialmente con los famosos y los deportistas. Algunos estados mentales secundarios que acompañan a esta dimensión del egoísmo son la amargura, los celos, el resentimiento y la envidia.

La disposición de inferioridad es en realidad más frecuente en nuestro mundo. La mayoría de las personas que padecen ansiedad sufren en realidad un complejo de inferioridad que les hace retraerse socialmente y sentirse intimidados ante la gente. Esta persona se siente indigna del reconocimiento personal e incluso del amor. Puedo hablar de cómo esto me afectó personalmente. Solía sentir que nada de lo que hacía era lo suficientemente bueno o correcto. Me sentía un completo fracaso en la vida.

Para algunas personas, esto se desarrolla desde la infancia, tal vez por lo mucho que les criticaban sus padres o porque les costaba entender lo que se les enseñaba en la escuela. Por lo general, cuando una persona sufre de una disposición de inferioridad, es porque aprende a no gustarse a sí misma y a creer que los demás tampoco la quieren. La persona nunca da la talla, por mucho que se esfuerce. Los estados mentales secundarios de una disposición de inferioridad incluyen el desánimo, el vacío, la depresión, la soledad, la inseguridad, el odio, la envidia y los celos.

A veces la ansiedad es el resultado de una combinación de múltiples factores. Por ello, el mejor consejo es realizar primero un sencillo autoanálisis para determinar cuántos de los síntomas comunes están asociados a la ansiedad y los ataques de pánico y, si son persistentes, buscar ayuda profesional. Este libro te guiará a través de todo lo que necesitas saber para que puedas dar los pasos necesarios para curarse. En primer lugar, hablemos de los signos y síntomas de la ansiedad.

CÓMO DEBERÍA SABERLO: LOS SIGNOS Y SÍNTOMAS

#1: Preocupación excesiva

Preocuparse en exceso es quizás uno de los síntomas más comunes del trastorno de ansiedad. No se trata sólo de la preocupación por un examen próximo o un proyecto atrasado que debes entregar. Hablo de una preocupación persistente de la que no puedes escapar. Es casi como estar asfixiado por una fuerza invisible e ineludible que sólo tú puedes sentir.

#2: Fatiga

La mayoría de la gente asume que el trastorno de ansiedad siempre se muestra como hiperactividad en un individuo, pero a veces puede ser lo contrario. Para algunos individuos, la fatiga crónica es la forma en que se expresa la ansiedad, especialmente después de un ataque de ansiedad. Podría haber una correlación entre el insomnio, la tensión muscular y los desequilibrios hormonales, pero esto no está científicamente demostrado todavía. La mayoría de las veces, cuando la ansiedad va unida a la depresión, la fatiga crónica es uno de los síntomas que se pueden notar.

#3: Irritabilidad severa

¿Te encuentras a menudo irritando a alguien por algo trivial? Podría ser un signo de trastorno de ansiedad. Este es otro síntoma omnipresente de la ansiedad. Según un estudio realizado con más de seis mil adultos, más del 90% de los diagnosticados con trastorno de ansiedad generalizada dijeron que a menudo se sentían muy irritables durante los períodos en que su trastorno de ansiedad estaba en su peor momento.

#4: Distanciamiento social y evasión.

Con esto me refiero a que evitas las interacciones sociales y los lugares públicos. Si tiendes a sentirte ansioso o temeroso ante las situaciones sociales que se avecinan o si siempre te preocupa que te juzguen, ridiculicen o escudriñen los demás, entonces podrías estar sufriendo trastornos de ansiedad. Aproximadamente el 12% de los adultos estadounidenses sufre un trastorno de ansiedad en algún momento de su vida, por lo que se trata de una afección bastante común. La mayoría de las veces, se puede decir que lo padecen porque les cuesta interactuar o socializar con los demás, lo que hace que eviten las fiestas, los teatros, los centros comerciales y otros lugares similares. Aunque no siempre es evidente que alguien sufre esta enfermedad, ya que la persona puede parecer tímida, arrogante o distante, es una enfermedad real que causa mucho tormento, miedo extremo y ansiedad.

#5: Problemas para mantener la atención o concentrarse en una tarea.

Un estudio que incluyó a 157 niños y adolescentes diagnosticados con TAG (trastorno de ansiedad generalizada) descubrió que más de dos tercios de ellos tenían dificultades para concentrarse. Otro estudio, que evaluó a 175 adultos, también descubrió que el 90% informó que tenía problemas de concentración. Las personas con problemas graves de ansiedad parecen tener el mayor nivel de dificultad para mantener la concentración. Aunque las pruebas no son suficientes para afirmar que el trastorno de ansiedad conlleva una mala concentración y una disminución del rendimiento, los resultados actuales muestran que la mayoría de las personas que lo padecen tienen problemas de concentración.

#6: Inquietud.

La ansiedad en los niños y adolescentes suele manifestarse como inquietud. Te encontrarás (o la persona que sufre de ansiedad) siempre con una sensación de "nerviosismo". Los médicos suelen buscar este síntoma cuando intentan hacer un diagnóstico. Por lo tanto, pregúntate si estás tranquilo en tu día a día. ¿Sueles sentir la incómoda necesidad de moverte? ¿Te cuesta encontrar tu zona de calma la mayor parte del tiempo?

#7: Ataques de pánico.

Aunque los ataques de pánico son un tipo de ansiedad, también son signos en sí mismos de que se sufres un trastorno de ansiedad. Los ataques de pánico son increíblemente intensos y abrumadores. Suelen alcanzar su punto álgido en 10 minutos y rara vez duran más de una hora. A veces ocurren de forma aislada. Suelen ser frecuentes y te impiden hacer cosas como conducir por miedo a que te dé uno y acabes teniendo un accidente. El miedo siempre está en el origen de un ataque de pánico. Para diagnosticar un ataque de pánico, fíjate en estos signos:

a. Falta de aliento

b. Corazón acelerado

c. Hormigueo y entumecimiento en las manos y los dedos

d. Dolores en el pecho

e. Dificultad para respirar

f. Sensación abrumadora de miedo o de muerte inminente

g. Sensación de debilidad, desmayo o mareo

h. Náuseas o malestar estomacal

i. Sudor

j. Sensación de ahogo

k. Sofocos

CUIDADO, NO HAY UN SOLO TIPO.

Hay un sinfín de trastornos de ansiedad que afectan a millones de personas en el mundo. Por eso, lo primero que necesitas es un diagnóstico preciso de lo que padeces para poder recibir el tratamiento adecuado. Si aún no has visto ningún síntoma o tipo en particular que coincida con lo que estás experimentando actualmente, aquí hay algunos trastornos más comunes a considerar:

#1: Ataques de ansiedad: Con este trastorno, de repente sientes que estás a punto de desmayarte, volverte loco, morir o perder el control. También se le puede llamar trastorno de pánico.

#2: Preocupación por tu apariencia: Este tipo de trastorno hace que sientas que hay algo anormal o incluso grotesco en tu apariencia aunque nadie más vea ese defecto.

Por ejemplo, imagina a una mujer que piensa: "Creo que mi pelo se está cayendo". Eso le genera ansiedad y pensamientos intrusivos. Se pone delante del espejo, se toca la cabeza y le pregunta a su marido, que le responde: "no cariño, tienes un pelo precioso y sano". La mujer se siente mejor durante unos treinta segundos hasta que entra otro pensamiento intrusivo: "no me estaba escuchando realmente. Nunca me escucha". Lo siguiente es que se obsesiona con las curas de la calvicie mientras recorre Internet en busca de una solución.

Este es un ejemplo trivial, pero en algunos casos puede ser extremo hasta el punto de que una persona se niega a desnudarse o incluso a entablar relaciones porque cree que tiene un defecto.

#3: Ansiedad de rendimiento: Otro tipo de ansiedad con la que muchos luchan es la de actuar o competir frente a un público. Algunos llaman a esto trastorno de ansiedad social, pero también puede ser algo más íntimo que la simple actuación social. También puede incluir la dificultad para actuar con una pareja íntima.

#4: Agorafobia: Con este trastorno, siempre temes que pueda ocurrir algo terrible si estás fuera de casa. Puede ser el miedo a tener otro ataque de pánico y aparecer angustiado en público. Te darás cuenta de que muchas personas que sufren ataques de pánico también padecen agorafobia.

#5: Síndrome de la vejiga tímida: Con esta condición, tienes problemas para usar un baño público. Se considera una forma de trastorno de ansiedad social.

#6: Trastorno de estrés postraumático: Este trastorno proviene de una experiencia traumática del pasado que todavía tiene un firme asidero emocional en tu vida diaria. Puede ser un abuso infantil, la muerte de un ser querido, una violación, una lesión grave o una tortura.

Como puedes ver, hay muchas formas de ansiedad. Cuanto más rápido te identifiques con una de ellas, mayores serán las posibilidades de que sufras ese tipo de trastorno mental. Una vez que sepas cuál es el problema, encontrar la solución adecuada se vuelve plausible. No te sientas presionado para etiquetar tu enfermedad y debes saber que la investigación es continua en el campo de la medicina, por lo que esta lista no es ni mucho menos exhaustiva. Si no encuentras que encajas al 100% en ningún trastorno en particular o que tienes más de uno que te aqueja, no pasa nada. No es algo para criticar o sentirse avergonzado. Sólo necesitas un punto de partida para poder reunir los recursos y la asistencia adecuados para ayudarte a sanar.

¿PUEDO CONTROLARLO?

A menudo, cuando intentamos controlar nuestra ansiedad, tendemos a empeorar las cosas. Creo que se debe principalmente a que la abordamos desde un lugar de resistencia. Nos enfadamos con nosotros mismos por activarla y, al hacerlo, aumentamos la intensidad de la experiencia. Por lo tanto, quiero sugerir que tus mejores esfuerzos deben estar en la autoaceptación y las estrategias de autocuidado y no en "controlar o erradicar los sentimientos de malestar y ansiedad". Cuanto más se desarrolle esta mentalidad de centrarse en el pensamiento constructivo y menos en tener el control todo el tiempo, más fácil será manejar y recuperarse de los trastornos de ansiedad.

Una forma de hacerlo es aprender estrategias de gestión saludables y someterse a un tratamiento. Al hacerlo, puedes aprender técnicas específicas que te ayuden a controlar tu enfermedad. Muchos de los métodos que aprenderás en las opciones de tratamiento que compartiré en el próximo capítulo te ayudarán a practicar cosas como la relajación muscular progresiva, la meditación de atención plena, la respiración profunda y mucho más. Todo esto te ayudará a reducir los síntomas de la ansiedad. A través de los remedios naturales, los cambios en el estilo de vida y las opciones de terapia que aprenderás en breve, puedes encontrar una combinación de soluciones que te permitan curar permanentemente o, al menos, controlar la ansiedad.

4

CÓMO PUEDES VOLVER A DISFRUTAR DE TU VIDA Y DE LO QUE REALMENTE TE IMPORTA SIN QUE LA ANSIEDAD SE INTERPONGA SIEMPRE EN EL CAMINO

El costo de permitir que la ansiedad gobierne y arruine tu vida es profundo y de gran alcance. Estos efectos se dividen en tres categorías básicas: Físicos, psicoemocionales y sociales. Veamos brevemente cada una de ellas. Desde el punto de vista físico, puedes sufrir continuamente problemas de estómago, palpitaciones, dolores de cabeza que no desaparecen, calambres musculares y diversos dolores corporales inexplicables. La ansiedad también aumenta la hormona del estrés, el cortisol, que eleva la presión arterial y contribuye con el tiempo a los problemas cardíacos, los accidentes cerebrovasculares, las enfermedades renales y la disfunción sexual.

En un estudio de Lancet de 2017 en el que se utilizaron escáneres cerebrales, midieron la actividad en un área llamada amígdala, que monta respuestas de fracciones de segundo al peligro y codifica los recuerdos de los eventos aterradores. Una mayor actividad en la amígdala se correlacionó con un alto riesgo de sufrir enfermedades cardíacas y accidentes cerebrovasculares (extraído de Harvard Health Publishing - Ansiedad: Qué es, que hacer). Sabemos que la amígdala está hiperactiva en las personas que sufren ansiedad, lo que podría impulsar la inflamación y la formación de placas, lo que provocaría ataques cardíacos y accidentes cerebrovasculares.

En lo que respecta a los trastornos psicoemocionales, comprobamos que la ansiedad disminuye inicialmente el rendimiento al restringir la capacidad de razonamiento, entorpecer el pensamiento imaginativo y provocar un desánimo general. Los trastornos de ansiedad hacen que nos sintamos desorientados, desanimados y avergonzados, y a continuación puede aparecer la depresión.

La vida social también sufre un duro golpe, porque las personas extremadamente ansiosas tienden a evitar el contacto social incluso con amigos conocidos para hacer frente a su situación. El contacto social suele generar sentimientos de incertidumbre, desconfianza y malestar. En general, la calidad de vida se resiente. Se hace imposible tener relaciones funcionales o participar en actividades que antes disfrutabas. Con todas estas noticias de fatalidad y pesimismo, puede ser difícil ver una salida a esta experiencia de pesadilla. Pero te prometo que es posible cuando te das cuenta de esta simple verdad: tienes el poder de sanar y transformar tu vida.

TODO COMIENZA CONTIGO

El camino para superar la ansiedad y sanar tu vida comienza con una decisión crítica. Debes elegir enfrentarte a tu miedo. El momento en que te hartes de la situación actual y sientas que has llegado al final de la cuerda, que algo debe cambiar, es el punto de inflexión que necesitarás para iniciar tu recuperación. Una vez que decidas enfrentar tu miedo, el siguiente paso será aceptar la responsabilidad de conocerte a ti mismo y ser dueño de tu capacidad para superar esta condición.

Si estás en ese punto y estás preparado para conocerte mejor a ti mismo y a las cosas que desencadenan tu ansiedad, entonces estás preparado para curarte. Con el tratamiento y la estrategia adecuados, estarás en el camino de la recuperación. Pero hay muchas opciones de tratamiento. ¿Cómo saber cuál tomar? No hay una respuesta correcta o incorrecta porque depende de tu personalidad, de la intensidad de tu ansiedad y de lo que te resulte más cómodo. Hazle caso a tu instinto y no te equivocarás. En cuanto a la terapia, mis opciones preferidas son la terapia cognitivo-conductual, la terapia dialéctica-conductual y la terapia de aceptación-compromiso. Hablemos de cada una de ellas en detalle para que puedas identificar cuál es la más adecuada.

INTENTA LA TERAPIA COGNITIVO-CONDUCTUAL (TCC)

Una vez que hayas diagnosticado con éxito tu ansiedad, es esencial descartar la causa dominante de la misma. Supongamos que sufres de ansiedad debido a una condición médica subyacente. En ese caso, necesitas un examen físico completo para ayudar a resolver ese malestar físico primero. Pero si tu ansiedad proviene de las causas que mencionamos anteriormente, y los médicos dicen que físicamente estás en plena forma, podemos centrarnos totalmente en integrar tratamientos probados. Consideremos la TCC, que muchos afirman que es el tratamiento más eficaz para casi todas las formas de trastornos de ansiedad. Para que esta forma de terapia dos funcione, hay que tener en cuenta dos aspectos críticos. En primer lugar, tu voluntad de cambio y, en segundo lugar, tu relación con el terapeuta.

¿Qué es la TCC?

La terapia cognitivo-conductual es una forma de psicoterapia a corto plazo que se centra en sus pensamientos, creencias y actitudes y en cómo eso afecta tus sentimientos y tu comportamiento.

Puede ayudarte a encontrar nuevas formas de comportarte cambiando tus patrones de pensamiento. Funciona sobre la base de que la forma en que pensamos e interpretamos los acontecimientos de la vida suele afectar a cómo nos sentimos y nos comportamos. La TCC se centra en identificar y cambiar los patrones de pensamiento, las respuestas emocionales y los comportamientos inexactos o distorsionados. Las técnicas de la terapia cognitivo-conductual incluyen la reestructuración cognitiva y los cambios de comportamiento, como la reducción de las conductas autodestructivas y el desarrollo de hábitos saludables.

Se ha investigado mucho y los estudios realizados demuestran que puede ser eficaz para tratar una amplia gama de problemas, como la depresión, los trastornos de ansiedad, el insomnio, los trastornos alimentarios y los problemas de consumo de alcohol y drogas. En este tratamiento subyacen algunos principios básicos que debes conocer. Esta es la premisa con la que hay que abordar la TCC.

1. Los problemas psicológicos se basan, en parte, en formas de pensar defectuosas y poco útiles.

2. Los problemas psicológicos se basan en parte en patrones aprendidos de comportamiento poco útil.

3. Las personas que sufren problemas psicológicos pueden aprender mejores formas de afrontarlos, aliviando así sus síntomas y siendo más eficaces en sus vidas.

Como puede ver, el tratamiento de la TCC es muy activo y práctico con sus patrones de pensamiento. Está orientado a la consecución de objetivos y requiere la colaboración entre tú y tu terapeuta con el objetivo final de convertirte en tu propio entrenador y terapeuta una vez que hayas dominado cómo controlar tus pensamientos, sentimientos y comportamiento.

¿Cómo puede ayudar la TCC?:

- Puede ayudarte a identificar con claridad los problemas de fondo que causan tu ansiedad.
- Desarrollará una conciencia de sus pensamientos automáticos.
- Te ayudará a tomar conciencia y a desafiar las suposiciones subyacentes que dirigen tu vida y que pueden ser erróneas.
- Podrás distinguir entre los hechos y los pensamientos irracionales.
- Comprenderás cómo las experiencias pasadas pueden afectar a los sentimientos y creencias actuales.
- Podrás dejar de temer lo peor.
- Empezarás a ver las situaciones de tu vida cotidiana desde una perspectiva diferente.

- Te dará la capacidad de comprender las acciones y motivaciones de otras personas.
- Desarrollarás una forma más positiva de pensar y ver las situaciones.
- Te ayudará a enfrentarte a tus miedos en lugar de evitarlos.
- Serás más consciente de tu estado de ánimo y de tu humor.
- Te ayudará a establecer objetivos alcanzables.
- Aprenderás estrategias para gestionar los momentos desafiantes o los desencadenantes que surjan.

Las herramientas más utilizadas en la TCC son las actividades de juego de rol, las tareas para casa, el mantenimiento de un diario cognitivo-conductual, la práctica de las habilidades aprendidas para promover el cambio de comportamiento positivo y el crecimiento, y las sesiones regulares de discusión individual o en grupo (normalmente es una combinación de estas).

Mientras que la mayoría de las terapias tradicionales implican visitas indefinidas y tiempo en el diván escarbando pasivamente en tu pasado, la Terapia Cognitivo-Conductual es cronometrada y se centra en los pensamientos y creencias presentes. A medida que pasas por la TCC y aprendes a cambiar tu percepción y la forma en que ves las cosas en tu vida, tu relación con la ansiedad y aprendes más sobre quién eres realmente, el resultado será un cambio a mejor.

EL IMPACTO QUE LA TCC PUEDE TENER EN TU VIDA:

Con la terapia cognitivo-conductual, aprenderás que, aunque no puedes controlar todos los aspectos del mundo ni cambiar el pasado, puedes, de hecho, tomar el control de cómo interpretas y afrontas las cosas de tu entorno. La TCC te ayudará a aprender estrategias que te capacitarán y ayudarán ahora y en el futuro, incluyendo la identificación de pensamientos negativos, el establecimiento de objetivos, la resolución de problemas, el autocontrol y mucho más. Veamos brevemente cada una de las estrategias clave y cómo pueden ayudar.

Autocontrol:

Una de las primeras cosas que tendrás que hacer en la TCC es comenzar a monitorearte a ti mismo. Esto significa hacer un seguimiento de tu comportamiento, síntomas y experiencias a lo largo del tiempo y compartirlos con tu terapeuta. A algunas personas les gusta llamarlo trabajo de diario. Hacer esto ayudará tanto a ti como al terapeuta a aclarar lo que se necesita para que puedas seguir el mejor tratamiento posible. También te permite hacer ajustes cuando sea necesario. Un ejemplo de esto sería llevar un registro del entorno, de los desencadenantes, de las emociones y de lo que estás haciendo cuando se produce un ataque de pánico.

Establecer objetivos:

Establecer objetivos va a ser un paso esencial en tu recuperación. Si no te fijas el objetivo adecuado y tienes una meta hacia la que avanzar, ¿cómo puedes saber si tu vida está mejorando? Por lo tanto, en la

TCC, tu terapeuta puede ayudarte con las habilidades de fijación de objetivos enseñándote a identificar los objetivos adecuados para ti y a crear logros a corto y largo plazo. Un método que me gusta utilizar y que te recomiendo que adoptes es establecer objetivos S.M.A.R.T. Son específicos. Mensurables. Alcanzables. Relevantes. Objetivos basados en el tiempo. Una vez que los tengas, céntrate en el proceso y disfruta del viaje hasta conseguir el resultado deseado.

Identificar los pensamientos negativos:

En la terapia cognitivo-conductual, aprenderás la importancia de reconocer los pensamientos y emociones dominantes que rigen tu vida. A medida que adquieras esta conciencia, empezarás a ver cómo los pensamientos, los sentimientos y las situaciones pueden contribuir a los comportamientos desadaptativos. Este proceso no es necesariamente fácil. De hecho, a muchas personas les cuesta hacer tanta introspección, por lo que es buena idea hacerlo con un profesional de la salud, para que no te salgas del camino o te metas en un agujero ineludible. Si se hace correctamente, te llevará a un autodescubrimiento y a una comprensión que te liberará de tu ansiedad.

Resolución de problemas:

La resolución de problemas en la TCC suele incluir cinco pasos. El primero es identificar el problema. El segundo es generar una lista de posibles soluciones. El tercero consiste en evaluar los puntos fuertes y débiles de cada posible solución. El cuarto paso consiste en elegir una solución para ponerla en práctica. El quinto paso consiste en aplicar la solución y mantenerla hasta conseguir el resultado deseado.

PRACTICAR LA ATENCIÓN PLENA CON LA TERAPIA DIALÉCTICA CONDUCTUAL (TDC)

La terapia dialéctica conductual es otra opción para ayudarte a curar la ansiedad para siempre. Ha evolucionado a partir de la terapia cognitivo-conductual. Por lo tanto, muchos de los principios básicos se aplican aquí. Su principal objetivo es enseñarte a vivir en el momento y desarrollar formas saludables de afrontar el estrés, regular tus emociones y mejorar tu relación. Se centra en el "mindfulness" o vivir en el presente, regular las emociones, tolerar la angustia y gestionar eficazmente las relaciones con los demás.

La TDC incorpora un proceso filosófico llamado dialéctica. Es un concepto filosófico griego que afirma que todo está compuesto de opuestos y que el cambio se produce cuando hay un "diálogo" entre fuerzas opuestas. Hay tres supuestos básicos a tener en cuenta aquí:

1. Todas las cosas están interconectadas.
2. El cambio es constante e inevitable.
3. Los opuestos pueden integrarse para formar una mayor aproximación a la verdad.

Así pues, con la TDC, tú y el terapeuta trabajarían juntos para resolver la contradicción entre la autoaceptación y el cambio para conseguir el resultado positivo deseado. También se utilizarían una técnica conocida como validación, lo que significa que el terapeuta validará que tus acciones "tienen sentido" dentro del contexto de tus experiencias personales, sin estar necesariamente de acuerdo con ese enfoque para resolver el problema existente.

EL IMPACTO QUE LA TDC PUEDE TENER EN TU VIDA:

Supongamos que sufres múltiples formas de ansiedad y otros comportamientos autodestructivos. En ese caso, ésta podría ser la terapia adecuada para ti. Un aspecto único de la TDC que la hace tan eficaz es que te ayuda a practicar la autoaceptación. Se aprende a afrontar la angustia y las dificultades de forma compasiva en lugar de intentar luchar contra ellas o esconderlas. Con la TDC, aprenderás habilidades de atención plena, tolerancia a la angustia, eficacia interpersonal y regulación emocional. Vamos a tocar estas estrategias básicas para que puedas ver cómo se pueden aplicar.

Núcleo de mentalidad:

La atención plena te ayuda a centrarte en estar presente. Se trata de vivir el momento y prestar atención a lo que ocurre en tu interior, es decir, a tus pensamientos, sentimientos, sensaciones e impulsos. También aprendes a utilizar tus sentidos para sintonizar con lo que ocurre a tu alrededor. Las habilidades de atención plena te ayudan a reducir la velocidad mientras aprendes a utilizar estrategias de afrontamiento saludables en medio del dolor emocional. También se puede utilizar para mantener la calma y evitar incurrir en patrones de pensamiento negativos automáticos y en comportamientos impulsivos.

Tolerancia a la angustia:

Este es un aspecto poderoso de la TDC porque aprendes a aceptarte a ti mismo y a la situación desagradable actual en lugar de resistirte a ella, lo que suele empeorar las cosas. Descubrirás cuatro técnicas para manejar cualquier crisis. La distracción, la mejora del momento y la reflexión sobre los pros y los contras de no tolerar la angustia.

Regulación emocional:

Regular tus emociones es una de las mejores herramientas que puedes tener para avanzar en la vida. Aprenderás a identificar, nombrar y cambiar tus sentimientos cada vez que surja la necesidad. Por ejemplo, supongamos que estás haciendo la compra en el supermercado y ocurre un incidente con la cajera que te desconcierta. En ese caso, puedes ser capaz de reconocer cuál es esa emoción (por ejemplo, la ira) y afrontarla inmediatamente, reduciendo tu vulnerabilidad emocional. Sólo eso puede ayudarte a desactivar muchos de los desencadenantes que te esperan a lo largo de la vida y te ayuda a tener experiencias emocionales más positivas porque por fin puedes controlar lo que eliges sentir en cada momento, independientemente de las condiciones externas.

Eficacia interpersonal:

Aquí aprenderás a cultivar relaciones saludables. Si te cuesta ser asertivo y decir no cuando hay que decirlo, aquí es donde desarrollarás ese nivel de confianza para ser tú mismo. Aprenderás a ser mejor oyente, a comunicarte más eficazmente y a lidiar con personas tóxicas o desafiantes.

ACTUAR CON LA TERAPIA DE ACEPTACIÓN Y COMPROMISO (ACT)

La Terapia de Aceptación y Compromiso suele denominarse la "tercera ola" de la psicoterapia. En este contexto, la primera ola sería el condicionamiento clásico y los enfoques conductuales basados en el aprendizaje operante que se desarrollaron en la década de 1950. Por lo tanto, la segunda ola sería el tipo de terapia más basada en el procesamiento de la información, en la que los procesos cognitivos y los principios de aprendizaje conductual ocupan un lugar central. Naturalmente, la tercera ola sería la TCA. Con esta "tercera ola" de psicoterapia (que se ha hecho muy popular para tratar los trastornos de ansiedad generales), se hace hincapié en la atención plena, la práctica de la empatía, la compasión y la autoaceptación.

Como su nombre indica, esta forma de terapia se centra en la aceptación. La Terapia de Aceptación y Compromiso (ACT, por sus siglas en inglés) sugiere que aumentar la aceptación de las circunstancias en lugar de resistirse a ellas puede conducir a una mayor flexibilidad psicológica. En lugar de evitar pensamientos, emociones o experiencias específicas, la aceptación puede ayudarte a afrontar las cosas con mayor eficacia. Por lo tanto, utilizando esta forma de tratamiento, obtendrás una visión de los patrones de pensamiento y evitación que han estado empeorando tu trastorno de ansiedad. También verás la presencia y la ausencia de acciones que se ajustan a tus valores personales.

Lo que me llama la atención de la ACT es que, a diferencia de la TCC o la TDC, esta forma de tratamiento no se centra en reducir la frecuencia de las perturbaciones internas desagradables (por ejemplo, la distorsión cognitiva/los pensamientos irracionales). En su lugar, se trata de disminuir la necesidad de controlar o erradicar estas experiencias y, al mismo tiempo, aumentar la participación en actividades vitales significativas, es decir, las cosas que son coherentes con tus valores personales.

EL IMPACTO QUE PUEDE TENER LA ACT EN TU VIDA:

La terapia de aceptación y compromiso se basa en seis principios fundamentales: la defusión cognitiva, la aceptación, la observación del yo, el contacto con el momento presente, los valores y la acción comprometida. Vamos a hablar de cada uno de ellos.

Desfusión cognitiva:

La defusión cognitiva consiste en aprender a desprenderse de las sensaciones, los pensamientos, los recuerdos, los impulsos, las imágenes, los sentimientos y los pensamientos que te hacen daño. ACT te enseña a dejar de luchar y resistirte a estas experiencias internas desagradables y a reducir su influencia en ti. Trabajando con un terapeuta, éste te ayudará a ver que luchar contra los pensamientos negativos es como intentar salir de las arenas movedizas. Cuanto más lo intentes, peor será tu situación. La mayoría de las veces, los terapeutas utilizarán metáforas que se aplican a tu situación y luego te mostrarán cómo utilizar la aceptación y el compromiso para mejorar las cosas. Una de las técnicas que te enseñarán es cómo replantear algunos de los pensamientos que aparecen. Por ejemplo, supongamos que sufres un trastorno de ansiedad social y que sueles intentar afrontarlo con estrategias poco saludables, como el consumo de alcohol. En ese caso, llegarás a ver cómo intentar controlar tu ansiedad es parte del problema en lugar de la solución.

Tu terapeuta también puede pedirte que digas lo que estás pensando y sintiendo. Si sueles tener pensamientos como "Todo el mundo piensa que soy aburrido", tu terapeuta te pedirá que lo reformules como "Estoy teniendo el pensamiento de que todo el mundo piensa que soy aburrido"... Puedes añadir las palabras "Tengo el pensamiento..." al principio de cada pensamiento que no sea constructivo. Esto te da un poco de desapego y reduce el impacto que tienen tus pensamientos para que puedas darte cuenta de que no eres tus pensamientos.

A medida que te das cuenta de que no eres ni tus pensamientos ni la mente, puedes imaginar con más naturalidad que tus sentimientos, pensamientos e imágenes son sólo soldados en un desfile que pasa pero que tiene poco impacto en ti.

El yo observador:

Esta va a ser una poderosa herramienta que tu terapeuta te enseñará a utilizar. Implica aprender a notar que puedes observar tus pensamientos, emociones y entorno. Aprenderás a ver que tienes el control de tus pensamientos y sentimientos. No son peligrosos, ni amenazantes, ni más poderosos que tú. ¿Te imaginas lo liberador que será separarte de los pensamientos intrusivos o de las experiencias emocionales dolorosas cuando te atacan? Nada tendrá un fuerte control sobre ti una vez que recuperes tu poder y te conviertas en el observador.

Aceptación:

Aprender a aceptar las experiencias no deseadas y las cosas que no puedes controlar reducirá significativamente tu ansiedad. Es habitual que tu terapeuta utilice frases como "malestar limpio" y "malestar sucio". El malestar limpio se refiere a los sentimientos normales de ansiedad cuando la situación lo requiere, como sentirse ansioso en situaciones sociales y de rendimiento. El malestar sucio se refiere a lo que ocurre cuando la ansiedad es desencadenada por tu propia hiper- actividad, como por ejemplo, ponerte ansioso porque tu ansiedad está aumentando. Un ejercicio típico por el que pasan muchas personas consiste en una visualización guiada en la que el terapeuta te pide que imagines que tienes un interruptor en la parte posterior de tu cerebro. Cuando ese interruptor está "ON", lucharás y pelearás contra cualquier experiencia desagradable, empeorando las cosas. Es posible que te enfades, te entristezcas y angusties por la creciente ansiedad. Estas emociones se conocen como emociones secundarias y suelen crear un círculo vicioso. Por lo tanto, tu terapeuta te pedirá que desconectes ese botón y te fijes en lo que ocurre. A medida que estés presente y prestes atención, verás que estas emociones secundarias se disipan.

Valores:

¿Sabes quién eres realmente y qué defiendes? ¿Qué es importante para ti en la vida? ¿Qué tiene sentido en tu vida? ¿Es la familia? ¿La fe? ¿Puedes identificarlo? Conocer tus valores puede ayudarte a establecer los objetivos de salud correctos y a asegurarte de que sigues un tratamiento que garantice resultados permanentes.

Trabajando con un terapeuta de ACT, descubrirás tus valores e identificarás si estás viviendo en integridad con esos valores y qué ajustes hay que hacer. Esto es muy valioso para el tratamiento de la ansiedad, ya que muchas investigaciones apuntan a la baja autoestima y a otros factores basados en valores como una de las muchas causas que pueden provocar trastornos de ansiedad.

Acción comprometida:

A lo largo del tratamiento, se te pedirá que te comprometas a actuar de acuerdo con tus valores. Esto puede causar malestar al principio, especialmente si te has alejado demasiado de tu estado natural. Pero debes comprometerte y ponerlo en práctica.

Una de las poderosas estrategias que aprenderás durante el tratamiento de ACT es cómo practicar la conciencia sin prejuicios. Aprenderás a comprender tus emociones a un nivel totalmente nuevo y a observar sin juzgarte duramente.

Además, también realizarás muchos ejercicios de atención plena. A través de las prácticas de atención plena, que son más profundas que las que se aprenden en la TDC, desarrollarás las herramientas y habilidades necesarias para mantener la calma y practicar la no resistencia cuando te enfrentes a una situación difícil o a pensamientos irracionales.

UN CAMBIO EN EL ESTILO DE VIDA ES MUY ÚTIL

La recuperación y curación de la ansiedad grave requerirá un cambio en tu estilo de vida actual y en los hábitos que no te sirven. Esto podría significar volver a hacer cosas que solías hacer pero que perdieron interés, o podría ser aprender algo completamente nuevo.

Hace poco vi a la famosa actriz Halley Berry hablar del entrenamiento al que tuvo que someterse durante seis meses para prepararse para su papel, protagonizado junto a Keanu Reeves en John Wick 3. Dijo que fue duro condensar en seis meses lo que a la gente normal le llevaría tres años aprender, pero que no había que renunciar ni quejarse. Sólo se presentaba y hacía el trabajo.

No es necesario que te vuelvas loco e intentes hacer lo imposible, pero en cierto modo, necesitarás esa misma mentalidad persistente durante un periodo de tiempo (al menos seis meses) en el que tu único objetivo sea mantener los hábitos que sabes que te ayudarán a transformar tu vida. Por ejemplo, si solías hacer ejercicio pero lo dejaste cuando tu ansiedad o depresión se volvieron demasiado intensas, reiniciar ese hábito necesitará mucha automotivación. Y al igual que Halley Berry, necesitas venderte a ti mismo la idea de entrenar tanto que te niegues a aceptar cualquier pensamiento de abandonar, rendirte o quejarte. Tendrás que presentarte cada día para hacer el trabajo, sin importar lo incómodo que te sientas. También tienes que seguir probando cosas nuevas, incluyendo el aprendizaje de nuevos pasatiempos que te ayuden a expresar tu creatividad, a desafiar tu capacidad cerebral, etc. Me doy cuenta de que a veces incluso levantarse de la cama por la mañana parece una tarea agotadora. Y sé que algunos días puedes tener bajones de depresión o ataques de pánico que desbaratan por completo tu resistencia, pero aun así quiero que des lo mejor de ti incluso en tus peores días. ¿Por qué?

Porque la única manera de transformar tu vida es demostrarte a ti mismo que puedes controlar cómo te sientes y te comportas. Tus elecciones de estilo de vida pueden ayudar a mejorar o empeorar las cosas. Aquí algunos cambios en el estilo de vida que han demostrado científicamente que funcionan para reducir o eliminar por completo los trastornos de ansiedad.

Dormir lo suficiente: La mayoría de nosotros pensamos que descansamos lo suficiente, pero nuestra sociedad, en general, carece de sueño, por lo que no es de extrañar que debamos esforzarnos más en conseguir un sueño de mejor calidad. Si te vas a la cama y te pasas una hora navegando por las redes sociales o chateando por WhatsApp, y luego intentas conciliar el sueño, es probable que la calidad de tu sueño se vea comprometida. Siempre que estés estresado y ansioso, tu cuerpo necesitará naturalmente más descanso y relajación. Dormir es una forma estupenda de conseguir que el cuerpo descanse, pero hay que asegurarse de que el entorno fomenta un descanso de buena calidad. Por desgracia, como ya habrás experimentado, la ansiedad nos dificulta encontrar ese estado de descanso y relajación de buena calidad. Por eso, aunque me vaya a la cama temprano (sin ningún aparato que me distraiga), pero no pueda conciliar el sueño porque estoy ansioso durante la mitad de la noche, no voy a estar bien descansado a la mañana siguiente. Y como muchas personas que sufren de ansiedad tienden a tener insomnio, decirle a alguien que simplemente se acueste temprano no es suficiente. Entonces, ¿cómo puedes empezar a cambiar tus hábitos de sueño?

Date cuenta de que no sirve de nada quedarte despierto hasta tarde viendo Netflix o Amazon Prime. Pero, al mismo tiempo, no debes forzarte a acostarte demasiado pronto. Aprende a escuchar a tu cuerpo. Empieza a practicar lo que los expertos llaman higiene del sueño. Eso significa que debes crear una rutina buena y relajante para ir a la cama y luego cumplirla. También debes hacer que tu dormitorio sea lo más relajante y propicio para el sueño posible. Algunos pequeños cambios con los que podrías empezar hoy mismo incluyen poner fin a cualquier cosa que estimule tu cerebro al menos una hora antes de tu hora de acostarte: nada de televisión, ordenadores, café, cigarrillos o cualquier cosa que estimule la vigilia. Si te gusta beber algo después de cenar, cambia el café por un té de hierbas.

Hacer ejercicio: El ejercicio regular es una de las mejores cosas que puedes hacer para reducir los síntomas de ansiedad y promover la curación. Los estudios realizados demuestran que el movimiento físico y el hecho de sudar pueden mejorar el estado de ánimo, la calidad del sueño, reducir la tensión en el cuerpo y disminuir los niveles de estrés. Cuanto más ejercicio hagas, más energía generará tu cuerpo, lo que te beneficiará de muchas maneras, incluyendo el aumento de la capacidad de concentración. Hay muchas formas de ejercicio dependiendo de tus preferencias, pero yo recomiendo encarecidamente tomar algunas clases de yoga un par de veces a la semana. La combinación de la respiración consciente y el movimiento físico del cuerpo se ha relacionado con la reducción de los síntomas de ansiedad. Te recomiendo que te comprometas a dedicar sólo veinte minutos diarios a alguna forma de ejercicio que disfrutes aunque sea un poco. Es tiempo suficiente para activar las endorfinas, que son el estimulante natural del cuerpo.

Una buena alimentación: Aunque no hay un tipo específico de alimentos que se puedan consumir para eliminar la ansiedad, sabemos que llevar una dieta sana y equilibrada puede ayudarte durante el proceso de recuperación. Habrá que evitar o eliminar los estimulantes que contengan cafeína y otras sustancias con tendencia a la hiperactividad del organismo.

Mantén una rutina de alimentación saludable y toma un tentempié a intervalos regulares para ayudar a tu cuerpo a adaptarse y afrontar el tratamiento y el proceso de curación. Además, considera la posibilidad de reducir la cantidad de comida procesada y basura que consumes. Los alimentos crudos y sencillos servirán a tu cuerpo y aumentarán tu energía mucho más que la comida basura. Una dieta rica en cereales integrales, verduras y frutas es una opción más saludable en la que recomiendo centrarse, por lo que aquí hay una lista de alimentos que han demostrado reducir la ansiedad.

- Los alimentos ricos en zinc, como los anacardos, la carne de vacuno, las yemas de huevo y las setas, se han relacionado con la reducción de los niveles de ansiedad.
- Los alimentos ricos en magnesio, como las verduras de hoja verde, las acelgas y las espinacas, o los frutos secos, las semillas, las legumbres y los cereales integrales, deberían formar parte de tu consumo diario.
- Los alimentos ricos en vitaminas del grupo B, como el aguacate y las almendras, también se han asociado a la disminución de los niveles de ansiedad.
- Un estudio completado en estudiantes de medicina en 2011 mostró que los omega-3 pueden ayudar a reducir la ansiedad.

Considera la posibilidad de añadir pescado graso como el salmón salvaje de Alaska a tu planificación de comidas.

Dado que se cree que la ansiedad está relacionada con un estado antioxidante reducido, considera la posibilidad de añadir a tu dieta legumbres, bayas y verduras (remolacha, brócoli, col rizada, alcachofas y espárragos), así como especias como la cúrcuma y el jengibre, que contienen propiedades antioxidantes.

Hidratación adecuada: Múltiples estudios muestran una correlación entre la deshidratación y la ansiedad. En una encuesta realizada en 2018 a más de 3.000 adultos, los que bebían más agua tenían un menor riesgo de ansiedad y depresión que los que bebían menos (fuente: Healthline.com). Sabemos por experiencia propia que la falta de hidratación adecuada se mete con la funcionalidad del cerebro. El cerebro, que está compuesto principalmente por agua, necesita mucha para funcionar de forma óptima. Por eso, las personas que beben mucha agua suelen sentirse más tranquilas y felices. Cuando uno no se hidrata lo suficiente, aumenta la tensión, disminuye la concentración y el estado de ánimo, lo que hace que los niveles de ansiedad empeoren. Pero, ¿cómo sabes que estás deshidratado y cuánta agua debes tomar en cualquier caso? Los primeros signos de deshidratación son la sed, la boca seca, la orina de color amarillo oscuro, el estreñimiento y los cambios en la piel, como la sequedad, el enrojecimiento o la pérdida de turgencia. También se puede experimentar somnolencia, fatiga, confusión, dolor de cabeza, náuseas o incluso presión arterial alta.

La Academia de Nutrición y Dietética sugiere que las mujeres deben beber unos 9 vasos de agua al día, mientras que los hombres deben consumir unos 12,5 vasos. Por supuesto, esto no debe ser un número fijo porque cada cuerpo es diferente. Empieza con un número fijo y aprende lo que tu cuerpo necesita. Dependiendo de tu nivel de actividad, edad y de la cantidad de agua que sueles tomar a través de alimentos como la fruta y la verdura, tu consumo diario de agua puede variar.

Si beber agua te parece una tarea demasiado grande, considera la posibilidad de programar la alarma de tu teléfono cada hora para tomar un vaso. Es una buena manera de establecerlo como un hábito permanente.

II

TÉCNICAS PRÁCTICAS. TU GUÍA PERSONAL PARA SUPERAR LA ANSIEDAD Y ATAQUES DE PÁNICO

5

CREAR UNA RUTINA MATUTINA PARA EMPEZAR A REDUCIR LA ANSIEDAD DESDE EL COMIENZO DEL DÍA

Ha llegado el momento de poner en marcha estrategias que te ayuden a recuperar tu vida. Ahora ya sabes lo que ocurre cuando aparece la ansiedad o el pánico y las principales causas. Con esta base, podemos empezar a dar pequeños pasos en la dirección correcta. Esta sección del libro te ayudará a establecer un par de pilares necesarios: tu cuerpo, mente y entorno.

Ya debería ser evidente que tu cuerpo y tu mente están interconectados. Lo que sientes y te dices a ti mismo tiene un impacto positivo o negativo en tu cuerpo. El entorno en el que pasas la mayor parte del tiempo también influye en tu cuerpo y tu mente. Por lo tanto, el camino hacia la recuperación implica ser más proactivo en estos tres aspectos. Pero vamos a dividirlos en pequeños cambios que puedes hacer, empezando por la forma en que afrontas tu día.

LA IMPORTANCIA DE EMPEZAR EL DÍA CON UNA RUTINA MATUTINA

La forma de empezar la mañana determina el resto del día. Todos sabemos lo difícil que puede ser empezar bien el día, por lo que uno de los cambios más significativos que puedes aplicar inmediatamente es crear una rutina matutina diseñada para promover la armonía, la relajación y la tranquilidad. Los estudios demuestran que un cambio en la rutina matutina de una persona que lucha contra la ansiedad reduce las probabilidades de sufrir un episodio tanto por la mañana como más adelante en el día. También ayuda a aumentar la conciencia de los factores desencadenantes que suelen conducir a un ataque de ansiedad.

Una buena rutina matutina aportará una sensación de armonía, relajación y estabilidad a tu cuerpo y mente. Te dará la confianza que necesitas para sentirte más en control de tus emociones y, en última instancia, de tus pensamientos. Aunque no soy partidario de un enfoque de recetas o de una estrategia única para las rutinas matutinas, quiero facilitarte al máximo la puesta en marcha. Eso significa compartir un proyecto o tantas ideas como sea posible para que puedas hacer el tuyo propio o imitar precisamente lo que comparto. Escucha, sé que puede ser difícil probar algo nuevo cuando se está luchando contra grandes problemas de ansiedad, pero no tienes ni que pensar en ello con lo que estoy compartiendo. Lee las instrucciones y aplícalas. Prueba el que te resulte más cómodo y descarta los que no te parezcan adecuados.

Levántate más temprano

Una buena rutina a la mañana que te prepare para el éxito no puede ser apresurada. Te llevará al menos 60 minutos, a veces más. Pero el primer cambio que debes hacer, es ajustar tu hora de acostarse para poder despertarte al menos 30 minutos antes, durante la próxima semana o dos. Con el tiempo, te resultará más fácil despertarte a la hora perfecta, en la que la rutina matutina fluye sin necesidad de apresurarte o saltarte cosas esenciales.

Gratitud

Cuando seas consciente de que ha empezado un nuevo día para ti, te animo a que pienses en tres cosas por las que te sientas agradecido. Hazlo incluso antes de abrir los ojos. Piensa mentalmente en estas tres cosas o pronúncialas en voz alta si es conveniente. El acto de agradecimiento como primera cosa que haces por la mañana te levantará el ánimo y aligerará tu humor. Te ayudará a levantarte de la cama con buen pie y a mantener a raya la negatividad.

Hidrátate

Hemos hablado de la importancia de beber mucha agua. Tu cerebro necesita mucha agua para funcionar a niveles óptimos, y cuando duermes, pierdes mucha agua de forma natural. Por lo tanto, todos nos despertamos un poco deshidratados. Si a esa deshidratación le añadimos un trastorno mental, es fácil entender por qué levantarse resulta desalentador. Sin embargo, eso es lo que hay que hacer. Si bebes un vaso de agua inmediatamente después de despertarte, hidratas el cuerpo y el cerebro y haces que tus jugos fluyan de la manera correcta. Lo que he desarrollado a lo largo de los años es el hábito de beber agua con un poco de limón recién exprimido a primera hora de la mañana. El agua con limón tiene muchos beneficios añadidos, pero incluso un simple vaso de agua sirve igual de bien. Lo más importante es recordar que hay que hidratarse con algo natural, nada de café o incluso té en este momento.

Asearse

La mayoría de la gente piensa que esto es obvio, pero incluso una ducha puede parecer una tarea gigantesca cuando se está luchando contra la ansiedad. Algunos pueden incluso procrastinar y saltarse las duchas, así que necesito que veas esto como parte de tu rutina matutina. Cepíllate los dientes, utiliza el hilo dental y rasca la lengua. Date una buena ducha caliente o fría. En pocas palabras, límpiate bien. Practicar este tipo de autocuidado e higiene corporal envía un mensaje positivo a tu cerebro y aumenta esas hormonas del bienestar.

Mueve tu cuerpo.

Me gusta hacer mi ejercicio antes de empezar el día porque es menos probable que procrastine si lo hago temprano por la mañana. Supongamos que prefieres hacer ejercicio por la tarde o a última hora del día. En ese caso, te animo a que hagas algún tipo de movimiento corporal durante la primera hora. Puede ser un estiramiento de cinco a diez minutos o un movimiento de yoga. También puedes saltar, bailar, hacer sentadillas, flexiones de brazos o cualquier cosa que haga bombear la sangre.

Escribir en un diario

El registro diario de pensamientos y la captura de tus emociones van a ser una parte esencial de tu recuperación. Escribir un diario por las mañanas es una forma de hacer un seguimiento de tu recuperación y tomar el control de tu día. Es un gran hábito que debes desarrollar, especialmente si quieres entrenar tu mente para tener pensamientos que te pongan en un estado de calma y comodidad para el día que tienes por delante.

Meditar

En un próximo capítulo hablaremos extensamente de las prácticas de atención plena y de la mediación. Sin embargo, quería incluirlo aquí porque forma parte de mi rutina matutina. He descubierto que la meditación es la mejor manera de tomar el control de mi día. Consigo ralentizar mi cuerpo y devolverme a un estado de calma y tranquilidad. Es literalmente la mejor sensación del mundo. Llevo años practicando esto, así que no te preocupes si, al principio, te pasas todo el tiempo divagando de un pensamiento a otro. Una vez que le tomes el ritmo, creo que jugará un papel importante en tu curación. La cantidad de tiempo que pases en la meditación debe depender de tu personalidad y temperamento. Como principiante, incluso 1 minuto de meditación diaria es mejor que nada. Con el tiempo, puedes llegar a dedicar cinco minutos diarios. Un tiempo ideal para esforzarse sería de 15 minutos.

Vístete para impresionarte a ti mismo

Pasar todo el día en pijama o con ropa poco favorecedora, tanto si trabajas desde casa como si no, puede inducir esa sensación de letargo.

Aunque no trabajes en una oficina formal en la que se requiera traje y corbata, quiero que siempre te vistas bien. Ponte ropa que te haga sentir bien. Cepíllate el pelo y, si quieres, maquíllate un poco (si es lo tuyo). Cualquier cosa que te haga sentir bien activará las hormonas adecuadas y te ayudará a mantenerte en el estado adecuado durante la mayor parte del día. Una cosa que hay que tener en cuenta es que debes llevar algo cómodo que te haga sentir bien, no algo que impresione a los demás.

Leer

Leer algo espiritualmente edificante o inspirador es uno de los secretos mejor guardados para transformar tu vida y ayudar en tu recuperación. ¿Eres una persona con una gran fe? Invierte diez minutos cada mañana en leer un devocional o la Biblia. ¿Encuentras a ciertos maestros, magnates de los negocios o temas inspiradores? Invierte en esos libros y lee con un té en la mano durante unos minutos. Permítete alimentar tu mente con un alimento que nutra y promueva la productividad.

Son cosas sencillas que puedes hacer. No hay que tener en cuenta el orden en que las he expuesto. Lo que importa es que las integres en tu vida de forma adecuada. Tal vez hayas mirado mi lista y te hayas preguntado cómo puedes hacer todas estas cosas teniendo en cuenta tu exigente agenda actual. En ese caso, aquí tienes una práctica rápida que puede seguir funcionando y que sólo te llevará unos minutos.

¡LA MEJOR PRÁCTICA DIARIA DE 10 MINUTOS PARA REDUCIR RÁPIDAMENTE TU ANSIEDAD AL COMIENZO DE CADA DÍA!

Supongamos que no puedes añadir más de diez minutos a tu mañana, pero quieres algo que te ayude a reducir la ansiedad. En ese caso, mi mejor recomendación es comprometerte con una práctica de meditación de diez minutos. Una que ha sido específicamente diseñada para impactarte poderosamente.

Lo singular de meditar como rutina matutina rápida para aliviar la ansiedad es que obtienes la ventaja adicional de mejorar otras áreas, lo que lo convierte en un enfoque holístico para tu recuperación. Tanto la ciencia como la espiritualidad demuestran que la meditación te ayudará a ser más estable y centrado. Desarrollarás la capacidad de estar más presente a lo largo del día y aumentarás tu sentido de la compasión, la bondad, la paciencia y la alegría. Además, la meditación mejorará tu salud física general, aumentará la productividad y reducirá los niveles de estrés. Aunque puedes meditar en cualquier momento del día o antes de irte a dormir, la siguiente meditación guiada se practica mejor a primera hora de la mañana.

La meditación guiada que aparece a continuación te guía paso a paso por la práctica para calmar tu mente, incluyendo la estabilización de la respiración, la liberación de los pensamientos desagradables y la observación de tu postura.

Empieza por encontrar un lugar tranquilo y cómodo en tu casa. Acomódate en una postura de meditación. Puedes sentarte con las piernas cruzadas sobre un almohadón elevado o erguido y cómodo en tu silla favorita, con los pies apoyados en el suelo y las palmas de las manos mirando hacia arriba y apoyadas en tu regazo. Toca suavemente las puntas de los dedos pulgar e índice de cada mano. Endereza la columna vertebral e inclina la cabeza hacia el suelo para encontrar un punto de enfoque. Asegúrate de que los hombros y el cuello están relajados. Suelta cualquier tensión en la cara, el cuello, los hombros y todo el cuerpo. Cierra los ojos hasta la mitad y abre ligeramente la boca.

Piensa por un momento en la razón principal para entrar en esta mediación. Tal vez quieras tratar algún tipo de estrés, ansiedad, insomnio o preocupación. Observa por un momento que deseas eliminar esos problemas. Sientes que la compasión por ti mismo se eleva dentro de ti mientras conectas con ese deseo de devolver a tu mente su estado natural de paz y felicidad.

También es posible que quieras meditar para sacar a relucir más de tus mejores rasgos humanos. Las cualidades de la bondad, la compasión, la generosidad, la paciencia y el hecho de vivir una vida no sólo para beneficiarte a ti mismo, sino también para ayudar a todos los que te encuentres. Incluso si se hace a través del simple acto de sonreír a un extraño. Lleva esa claridad de intención al profundizar en esta meditación.

Ahora, lleva tu atención a tu respiración. Concéntrate en la respiración que entra y sale de tus fosas nasales. Fíjate en su frescura al entrar y en su calidez al salir. Mueve tu atención a tu abdomen. Observa cómo sube y baja al inhalar y exhalar profundamente. Si los pensamientos, las sensaciones corporales, los planes, los recuerdos o cualquier otra cosa acaparan tu atención y te distraes de centrarte en tu respiración, no pasa nada. En cuanto te des cuenta, vuelve a observar tu respiración. Deja que estos pensamientos y sensaciones pasen por ti. Y no te sientas mal ni juzgues la experiencia. Es perfectamente normal que tu mente divague mientras aprendes a meditar. Cuanto más te concentres en tu respiración, más fácil será que los pensamientos y las sensaciones desaparezcan de forma natural, como las nubes que pasan por el cielo. Sigue concentrándote en tu respiración durante unos minutos en silencio.

Ahora, dirige tu conciencia desde la respiración hacia tu mente. Todavía no es necesario alejar tus pensamientos, y tampoco necesitas atraerlos para examinarlos. Pero trata de notar que hay una parte de tu mente que está separada de las percepciones que provienen de tus sentidos. Tus ojos, tus oídos, tu nariz, tu gusto y tu tacto te dan información, pero hay algo más que eso. También hay una parte de tu mente que puede simplemente observar y abrazar o liberar los pensamientos. Observa que esta parte de tu mente no son las percepciones ni los pensamientos en sí. Permite que esta conciencia impregne y llene tu atención. Conecta con ese aspecto de ti mismo de forma natural... sin fuerza, sin necesidad de hacer que nada ocurra. No hay nada correcto o incorrecto.

A medida que te acercas a experimentar la plenitud de tu conciencia, concéntrate en el espacio entre los pensamientos. De la misma manera que hay espacios entre las notas musicales, también existen espacios entre los pensamientos cuando no hay ningún pensamiento presente. Y puedes experimentar la propia naturaleza consciente de tu mente. Intenta concentrarte en estos espacios y examina lo que es tu mente sin ellos. Si puedes, expande gradualmente los espacios entre tus pensamientos para que los pensamientos sean cada vez menos y los intervalos de conciencia pura sean más grandes.

Ahora podemos salir de la mediación. Permite que tus sentidos surjan de nuevo. Nota que tus sentidos se reactivan. Siente cómo se activan la vista, el gusto, el olfato, el tacto y el sonido. Notas cualquier diferencia en cómo te sientes. ¿Te sientes más cerca del momento presente? ¿Te sientes más tranquilo? ¿Te sientes más tranquilo y en paz? Siente esa conexión con esa parte más profunda de ti mismo, por debajo de los pensamientos y las percepciones a la conciencia pura. De la misma manera que el ejercicio físico hace que el cuerpo esté gradualmente más sano, acabas de ejercitar tu mente de una manera que la hace más tranquila y feliz.

Siéntete bien y orgulloso de ti mismo porque acabas de invertir diez minutos en una práctica que te ayudará a cultivar tus mejores cualidades humanas y a avanzar gradualmente hacia tu mejor yo, que es más amable, más tranquilo, más compasivo y capaz de forjar conexiones profundas y significativas con los demás.

MÁS PRÁCTICAS QUE PUEDES AÑADIR A TU RUTINA MATUTINA

#1: Evita consultar el teléfono a primera hora de la mañana:

La mayoría de las personas abren los ojos y cogen el teléfono incluso antes de levantarse de la cama. Se ven bombardeados con mensajes, correos electrónicos y la tentación de desplazarse por las redes sociales para ver lo que se han perdido mientras dormían.

Para las personas que sufren de ansiedad, esta es una receta para el desastre.

Si cargas el teléfono junto a la cama o lo utilizas como despertador, es probable que acabes consumido por las alertas y noticias que te esperan. Antes de que te des cuenta, estás absorbido, y un rápido desplazamiento se convierte en los 20 minutos que tenías para el autocuidado. Recomiendo cargar el teléfono lo más lejos posible de la cama. Asegúrate de que no está a tu alcance. Si puedes dejar todos tus aparatos fuera de la zona del dormitorio, mejor aún. Los teléfonos inteligentes han transformado nuestra forma de comunicarnos, y eso es estupendo. Pero también se han convertido en una enorme fuente de ansiedad para todos. Añadir una nueva regla para desprenderse del teléfono la noche anterior y permitir que los primeros minutos del día sean un momento de distracción y libre de teléfono puede impactar significativamente en tu estado de ánimo y en la calma que sientes durante tu rutina matutina de autocuidado. Esto es especialmente necesario si tienes una carrera exigente o si sueles levantarte, mirar el teléfono y ya te sientes ansioso por el día que tienes por delante.

#2: Haz una visualización matutina y establece intenciones claras para tu día:

Puede parecer demasiado simple, pero créeme, establecer una intención de cómo quieres sentirte en este nuevo día puede ayudarte a mantener un estado de calma. Y si no quieres alargarlo afirmando todo el día, entonces simplemente haz una intención de cómo quieres sentirte por la mañana. Siéntate unos minutos, después del desayuno o antes de salir de casa, y dedica unos minutos a visualizar cómo quieres que sea tu mañana o tu día. Establece un tono intencional y siente que te mueves a lo largo del día en ese estado de calma, concentración y poder. Considera la posibilidad de evocar un recuerdo que te haga sentir el tipo de sensación que quieres tener en este nuevo día. Por ejemplo, suelo sentarme unos minutos antes de salir hacia la oficina y recordar un bonito recuerdo mío en la cima de una montaña con vistas a la cumbre. Había ido de excursión a una montaña con unos amigos, y fue una experiencia increíble. Puedo recordar vívidamente los detalles del paisaje, lo tranquilo y poderoso que me sentía. Los sonidos de la naturaleza que me rodeaban hacían que pareciera que estaba flotando sobre todo lo demás. Me sentí tan orgulloso, realizado e imparable después de hacer esa larga y desafiante caminata hasta la cima. Ahora traigo ese recuerdo a la vida cada mañana, y hace maravillas con mi confianza y sensación de poder. Ahora te toca a ti. ¿Puedes pensar en un recuerdo concreto que te provoque emociones similares? Permítete empaparte de ese recuerdo e incorpora esa misma intención a cada nuevo día, incluso si pasas el día en un edificio de oficinas.

#3: Añade algunos aceites esenciales a tu ducha:

Una ducha relajante por la mañana es esencial si quieres tener una gran mañana. Pero quiero que vayas un paso más allá e inviertas en algunos aceites esenciales calmantes que puedas añadir a tu ducha. Es el antídoto perfecto para la ansiedad porque los aceites esenciales son conocidos por calmar los sentidos y liberar la tensión del cuerpo. Añade esa sensación tan necesaria de autocuidado en la rutina matutina. Piensa en ello como una experiencia de spa personalizada. Aceites como la lavanda, la manzanilla o el incienso contienen propiedades que favorecen la sensación de tranquilidad, así que elige un olor que te resulte familiar y hazlo parte de tu ducha matutina. Incluso puedes tener un aceite esencial particular para la ducha de la mañana, que le dé energía y te prepare para afrontar el día, y otro especial para la noche, que te permita relajarte y prepararte para un sueño tranquilo. Al utilizar los aceites esenciales en la ducha, asegúrate de practicar la respiración profunda. Respira despacio y profundamente y disfruta sintonizando con tu sentido del olfato. Con esta sencilla práctica, estarás activando muchas prácticas positivas al mismo tiempo, incluyendo prácticas de higiene personal y autocuidado, así como prácticas de atención plena a través de la respiración profunda.

CÓMO HACER QUE ESAS RUTINAS MATUTINAS SEAN EFECTIVAS

La parte más difícil de hacer que tu rutina matutina se mantenga es averiguar qué es lo que mejor funciona para ti. No es sólo una cuestión de fuerza de voluntad o disciplina. También se trata de preguntarte qué es lo que realmente te gusta y qué se ajusta a tu estilo de vida actual. Por ejemplo, si tienes niños pequeños, es bastante difícil dedicar una hora por la mañana a tu autocuidado y a tu ritual matutino. Si tienes un largo viaje al trabajo, también es difícil hacer muchas de las cosas que los gurús dicen que hay que hacer por la mañana para un rendimiento óptimo. Así que, lo primero que yo haría es analizar tu estilo de vida, las exigencias diarias que tienes que cumplir, y luego preguntarte: "¿qué me gusta hacer y cuánto tiempo puedo dedicar a mí mismo cada mañana?". Así, si sólo tienes 20 minutos para tu rutina matutina, está perfectamente bien. Yo prefiero tener 20 minutos diarios haciendo algo que me haga sentir bien en lugar de levantarme a las 4 de la mañana y cortar mi sueño sólo para tener una hora completa de actividades que no disfruto particularmente. Sobre todo si lo hago porque un gurú me ha dicho que funciona. ¿Ves a dónde quiero llegar con esto?

Todo lo que he compartido en este capítulo puede o no ser agradable para ti. Eres tú quien debe tomar la iniciativa, personalizar lo que te parezca adecuado y hacerlo de forma constante. Si sólo tienes veinte minutos, combina un poco de lectura con algunos estiramientos ligeros y meditación. Si te gusta la idea de una buena ducha con aceites esenciales, añádela también.

Para que tu rutina se mantenga, tendrás que experimentar con algunas sugerencias hasta que encuentres la que mejor se adapte a ti.

Un buen punto de partida podría ser tomar nota de los principales factores de estrés y problemas que desencadenan la ansiedad, y luego considerar las actividades matutinas que podrían ayudar a aliviarlos. Si, por ejemplo, te pones ansioso en cuanto piensas en el día que tienes por delante y en todas las cosas que tienes que hacer, considera la posibilidad de escribir un diario a primera hora de la mañana, anota un plan sencillo de ejecución para el día, haz una ligera visualización y establece tu intención para el día.

Hazlo lo más fácil posible, para que sigas con este nuevo ritual matutino. Las primeras semanas de la nueva rutina son las más importantes porque es cuando se crea el hábito. Los expertos recomiendan escribir las actividades principales y pegarlas por toda la casa (en el espejo, en la nevera, en el ordenador portátil) donde puedas verlas fácilmente para tenerlas siempre presentes.

También puedes utilizar la alarma como recordatorio. Por ejemplo, si te has comprometido a hacer una sesión de ejercicio virtual de 30 minutos a las 7.30 de la mañana, la alarma debería sonar a las 7.25 de la mañana, para avisarte que tienes que estar preparado en cinco minutos. Al cabo de unos días, verás que tu reloj corporal empieza a tomar el ritmo y puede que no necesites la alarma. Lo mismo ocurre con beber agua en distintos momentos del día. Utiliza ese smartphone para algo más que para navegar por las redes sociales y por Internet.

También debes establecer objetivos claros y específicos con tu rutina matutina y tratar de hacer las mismas actividades a la misma hora cada día. Por ejemplo, en lugar de decir voy a hacer ejercicio todas las mañanas antes de desayunar, decide a qué hora vas a hacer ejercicio, cuánto tiempo va a durar y qué actividad va a ser. También puedes preparar la noche anterior pequeños recordatorios y desencadenantes para adquirir un hábito concreto. Si te gusta tomar un té antes de ducharte y quieres aprovechar ese momento para escribir un diario, coloca tu agenda junto a la tetera la noche anterior. De este modo, cada actividad servirá de pista para la siguiente. Con el tiempo, el hábito se formará. Fluirá de forma natural siempre que disfrutes integrando esa actividad en tu vida.

Si estás viendo a un terapeuta o tienes un grupo de apoyo, también es una gran manera de recibir el estímulo que necesitas para seguir con tu rutina. Hazle saber a tu equipo de apoyo lo que estás haciendo y permíteles que se conviertan en compañeros de responsabilidad que te controlen regularmente para asegurarse de que no estás haciendo trampas en tu recuperación.

EJEMPLOS DE GRANDES RUTINAS MATUTINAS QUE SON FÁCILES DE ADAPTAR:

El nutritivo desayuno de Kristy combinado con la alimentación consciente:

Kristy se dio cuenta de que hacer hincapié en un desayuno nutritivo y practicar la atención plena ayudaba a crear una mañana tranquila y productiva. Dice que se sienta y come con atención un desayuno nutritivo como parte de un comienzo tranquilo del día. Kristy dice que se siente con energía y más estable mental y físicamente cuando incluye grasas saludables, proteínas y carbohidratos de liberación lenta en su desayuno.

Cómo hacer que tu desayuno sea nutritivo y agradable:

Considera el salmón ahumado en pan integral con semillas, una buena fuente de vitamina D y ácidos grasos Omega-3. También puedes optar por huevos con espinacas para potenciar los aminoácidos esenciales que ayudan a tu cerebro a producir dopamina y serotonina. Si eres un amante de la fruta, los pudines de chía con bayas son una opción muy nutritiva. También puedes optar por las almendras y el yogur con probióticos. ¿Eres fan de las gachas de avena? ¿Qué tal si comes avena con plátano y mantequilla de frutos secos? O bien, puedes optar por tortitas de avena con aguacate. Para una opción vegana, considera añadir cúrcuma a tu tofu. Independientemente de lo que elijas para desayunar, asegúrate de comer con atención.

Rutina de autocuidado matutino de Julie:

La rutina de Julie comienza con una rutina de apreciación consciente, una ducha consciente, algunos estiramientos y una meditación rápida. Con la apreciación consciente, Julie dedica cinco minutos al despertarse para reflexionar sobre una cosa que espera con alegría. Algunos días, esa cosa es volver a la cama al final del día. Por tanto, no se trata de algo extraordinario. En cambio, se trata del acto de simple gratitud a primera hora de la mañana. Podrías sentirte agradecido por tener una cama y un hogar, un cuerpo sano o incluso por el hecho de que, a pesar de tus retos actuales, sigues vivo.

Desde el punto de vista energético, esa sensación de apreciación positiva crea un estado de ánimo para el resto de la mañana. Julie también dice que le gusta utilizar su sentido del olfato para vigorizarse. Su rutina por la mañana incluye un gel de ducha calmante y una fragancia elegida específicamente que se aplica en el cuerpo. Ese aroma tiene el poder de transformar su estado de ánimo al instante. Tomando una ducha caliente, practicando la atención plena mientras está en la ducha, y luego invirtiendo unos minutos en aceitar todo su cuerpo con un aroma placentero, Julie puede animarse, vigorizarse y motivarse a sí misma para alcanzar un estado de buen humor.

Considera la posibilidad de experimentar con aromas como la menta, la lavanda, el pino, la mirra o la rosa, según tu gusto personal. Piensa en cómo te gustaría sentirte durante todo el día y luego elige un aroma que coincida con esa sensación. Por ejemplo, si quieres sentirte tranquilo y relajado, se recomienda la mirra o la lavanda.

6

EL PODER CURATIVO, CASI DESCONOCIDO, DE LA TERAPIA DE RESPIRACIÓN Y AGUA FRÍA PARA ELIMINAR LA ANSIEDAD

Hemos hablado de la terapia y de las diferentes formas conocidas para tratar eficazmente la ansiedad y los ataques de pánico. El hecho de someterse a un tratamiento y combinarlo con otros cambios en el estilo de vida que promuevan la salud y el bienestar podría ser la clave para sanar tu vida para siempre. Por desgracia, la terapia tiene un inconveniente importante. Si no tienes un seguro médico o los medios económicos para pagar la factura, no es una solución plausible. Para muchas personas, la idea de pagar a un terapeuta no hace más que exacerbar su ansiedad por los costes que conlleva. Entonces, ¿qué puedes hacer si no estás en condiciones de invertir en un terapeuta?

Este libro ya te ha presentado los principales tratamientos psicoterapéuticos por los que te guiaría el terapeuta. Combina ese conocimiento con lo que vas a aprender en este capítulo, y ya deberías notar una diferencia en tu estado. Y por cierto, lo que estoy a punto de compartir puede ser visto como una forma de terapia, excepto que ésta es 100% gratuita.

El trabajo de la respiración y cómo utilizarlo en tu práctica de meditación:

¿Has oído hablar del término "trabajo de respiración"? Es un término general que se utiliza para referirse a cualquier técnica o ejercicio de respiración que haga hincapié en el uso de la respiración para mejorar el estado mental, físico y espiritual. La mayoría de las prácticas duran entre veinte minutos y una hora de respiración rítmica sostenida.

Muchas formas de terapia incorporan la respiración, cada una con su propio enfoque. Algunas son fáciles de realizar en casa, mientras que otras requieren que un profesional te guíe. La respiración se inspira en prácticas orientales como el Tai Chi y el yoga, que, como sabes, ayudan al cuerpo a utilizar la respiración para lograr una transformación radical. En el trabajo de respiración, el énfasis principal debe ser aumentar tu autoconciencia. Puede adoptar la forma de terapia conversacional, ejercicios de respiración, arte, música y trabajo corporal.

Como forma de terapia, el trabajo de respiración ha demostrado resultados positivos en el tratamiento de la ansiedad, por lo que vas a aprender a incorporar el trabajo de respiración en tu rutina diaria. Hay muchas formas de terapia de respiración, la mayoría de las cuales se basan en principios similares. Las mejores son:

Respiración biodinámica.

El sistema de respiración biodinámica y liberación de traumas integra seis elementos: respiración, movimiento, sonido, tacto, emoción y meditación. El propósito de esto es liberar la tensión, apoyar la curación natural y reestructurar los sistemas internos. Mediante este enfoque, se restablece el equilibrio de todo el sistema. El tratamiento incluye ejercicios como la respiración profunda y conectada, y la revisión de recuerdos y sensaciones arraigadas. También puede incluir música o terapia de sonido, sacudidas de todo el cuerpo, vocalización y terapia de danza.

Respiración Holotrópica.

Esta forma de trabajo de respiración se ocupa de lograr la integridad de la mente, el cuerpo y el espíritu. Se utiliza música evocadora y un trabajo corporal ocasional mientras se realizan ejercicios de respiración específicos mientras se está acostado. En este trabajo de respiración en particular, también crearás mandalas relacionados con tu experiencia de respiración inmediatamente después de los ejercicios de respiración. Eso te ayudará a integrar lo que aprendes sobre ti mismo durante la sesión.

Aunque hay otras formas, vamos a hablar de algunos ejercicios de respiración que puedes hacer inmediatamente.

- Respiración en caja. Consiste en respirar lenta y profundamente hasta la cuenta de cuatro, aguantar la respiración durante otra cuenta de cuatro y luego exhalar lentamente hasta la cuenta de cuatro.

- Respiración circular continua. Esto implica inhalar y exhalar profundamente de forma continua. No es necesario retener la respiración en ningún momento. En su lugar, quieres crear un ritmo circular que simbolice el círculo de la respiración.
- Inmersión en el agua. Consiste en sumergirse en el agua y respirar profundamente por encima de la superficie del agua o con la ayuda de un tubo de buceo.
- 20 respiraciones conectadas. Esto implica inspirar y espirar 20 veces. En este caso, se harían cuatro series de cuatro respiraciones cortas y una profunda. La respiración debe hacerse por la nariz, a menos que no puedas hacerlo por razones médicas específicas.

¿POR QUÉ PRACTICAR LA RESPIRACIÓN PROFUNDA O EL TRABAJO RESPIRATORIO?

Son muchos los beneficios de practicar esta forma de terapia. Los estudios demuestran que incluso unas pocas respiraciones profundas pueden reducir la presión arterial y los niveles de cortisol y aumentar el tono parasimpático. Lleva tu respiración profunda al siguiente nivel incorporando el trabajo respiratorio. Obtendrás un nuevo nivel de beneficios, incluyendo la elevación del estado de ánimo, la disminución del estrés y la ansiedad, el aumento de la autoconciencia y una sensación general de alegría y felicidad.

Es importante señalar aquí que, aunque recomiendo hacer esto con una combinación de meditación, no debería sustituir a tu meditación rutinaria de la mañana porque son, en esencia, prácticas diferentes con objetivos diferentes. Por lo tanto, cuando practiques tu ejercicio de respiración profunda mientras meditas, hazlo intencionalmente orientado a la técnica de respiración y no como una forma de aquietar la mente, como suele ocurrir con la meditación regular.

USAR AGUA FRÍA DURANTE EL BAÑO

Además de la respiración, hay otra terapia poco conocida (y también gratuita) conocida como hidroterapia. Se trata de un remedio sencillo que puedes realizar de inmediato y recibir grandes beneficios. La hidroterapia consiste en utilizar agua fría sobre el cuerpo para ayudarte a curar y sentirte mejor.

Hubo un tiempo en el que pasábamos mucho tiempo al aire libre. Estábamos continuamente en contacto con la naturaleza y nos influía directamente el cambio de clima y los patrones meteorológicos. Aunque hoy en día apenas salimos de casa, salvo para ir a trabajar a una oficina cerrada o para ir al supermercado y cosas así, todavía podemos beneficiarnos de algunas de las ideas adquiridas por los expertos que encontraron propiedades curativas en los remedios naturales. Uno de esos tratamientos naturales es el uso del agua. Aplicar diferentes temperaturas a nuestra piel puede cambiar nuestra fisiología y estado de ánimo. ¿Sabías que?

Darse un baño frío o hacer una "zambullida" en un balneario con estas instalaciones ha demostrado que el cuerpo responde positivamente. Es cierto que al principio resulta chocante, pero el frío hace que la circulación sanguínea mejore en cuestión de minutos. El frío sacude los vasos sanguíneos, provocando la vasoconstricción, lo que hace que la sangre se desplace de la superficie del cuerpo al núcleo como medio de conservar el calor. Este movimiento aporta nutrición y oxígeno a la zona donde la circulación es baja. También ayuda a desintoxicar suavemente la zona. Cuando se combina con el agua caliente, los vasos sanguíneos se vasodilatan, llevando la sangre de nuevo a la superficie, creando una experiencia holística para todo el cuerpo. Numerosas investigaciones médicas han respaldado la combinación de baños calientes y fríos, mostrando una disminución de las hormonas del estrés como el cortisol. Las pruebas también indican que los baños de agua ayudan a equilibrar el neurotransmisor de la serotonina, que nos hace sentir bien.

Ahora que sabemos que la ansiedad puede causar un aumento de la presión arterial y la inflamación, es fácil ver cómo una ducha fría puede ayudar a calmar todo tu sistema nervioso y promover la liberación de endorfinas en el cerebro.

Al hacer esta forma de terapia en casa, recomiendo comenzar con unos pocos minutos a la vez, especialmente si nunca has tomado baños fríos. Considera la posibilidad de crear unas cuantas rondas de frío y calor y luego terminar la ducha con agua tibia.

¿FUNCIONAN REALMENTE?

La respiración y la hidroterapia han tenido éxito en el tratamiento de la ansiedad, pero de nuevo, todo depende de la situación particular.

Un estudio francés sugiere que los pacientes con ansiedad pueden beneficiarse de los mecanismos de la hidroterapia. Se comparó la balneoterapia (uso de baños de agua para la curación) con la parox-etina (Paxil), un importante medicamento ISRS. 237 pacientes con

TAG (trastorno de ansiedad generalizada) fueron asignados aleatoriamente a la balneoterapia y 120 a la medicación. La balneoterapia consistió en visitas médicas semanales y tratamientos de baño diarios con agua mineral natural durante veintiún días. ¿Cómo? Los pacientes se sumergían en un baño de burbujas (37 grados centígrados durante diez minutos) y luego en una ducha con una presión firme tipo masaje dirigida a la zona del abdomen a lo largo de la columna vertebral, el cuello y la región de los brazos durante tres minutos. Por último, las piernas, el cuello y la zona escapular y la columna vertebral se masajean bajo el agua durante otros diez minutos. Al final de la duración, ambos grupos mostraron una mejora, con un resultado claramente superior para el grupo que realizó la terapia acuática. Las tasas de remisión y de respuesta sostenida también fueron significativamente mayores para el grupo de hidroterapia que para el grupo de medicamentos (Dubois et al., 2010).

Las duchas frías regulares pueden reforzar el sistema inmunitario, aumentar las hormonas del bienestar y vigorizar el cerebro. Esto crea el estado de calma necesario para retomar el control de tu día cuando la ansiedad se apodera de ti. El trabajo de respiración, especialmente cuando se combina con la meditación, es poderoso. Si se realiza de forma constante, no sólo aumentará tu conciencia, sino que también te sentirás más estable y capaz de mantener un estado libre de ansiedad.

Cómo las duchas frías y el trabajo respiratorio hicieron que un hombre corriente pareciera sobrehumano:

El famoso temerario y poseedor del Récord Mundial Guinness Wim Hof (conocido como el Hombre de Hielo) ha ideado un método conocido como el método Wim Hof (wimhofmethod.com) que combina la respiración y las duchas frías. Cree que cualquiera puede utilizar este método para obtener importantes beneficios en todo el cuerpo. La idea es combinar la terapia de agua fría, la respiración y el compromiso. Hof cree que ha sido capaz de lograr sus locas hazañas de supervivencia (escalar el Kilimanjaro llevando sólo pantalones cortos y zapatos, correr una media maratón por encima del Círculo Polar Ártico descalzo y estar sumergido en un baño de hielo durante 1 hora, 52 minutos y 42 segundos) gracias a su combinación de meditación, ejercicios de respiración y exposición al frío como medio para controlar los sistemas de respuesta autónoma del cuerpo. Aprovechando estas sencillas técnicas, podrías vencer el estrés y la ansiedad que te aquejan y acelerar tu recuperación. Todo lo que tienes que hacer es aprender técnicas sencillas de respiración (las que se mencionan en este capítulo), entrenarte para manejar un poco de agua fría o baños de hielo y comprometerte a hacerlo. Si eres escéptico al respecto, inténtalo sólo durante siete días. Lo peor que puede pasar es que no cambie nada. Lo mejor, sin embargo, es que encuentres una forma sencilla de transformar tu vida para siempre sin tener que añadir el coste de comprar costosos suplementos para la salud o contratar a un caro terapeuta.

7

POR QUÉ LA DIETA Y EL ESTILO DE VIDA DESEMPEÑAN UN PAPEL FUNDAMENTAL EN EL PROCESO DE SUPERACIÓN DEL TRASTORNO DE ANSIEDAD

Antes de que la ciencia estuviera tan avanzada como la conocemos hoy, la dieta y el estilo de vida no se consideraban necesarios en el contexto de la salud. ¿Saben que hubo una época en la que fumar cigarrillos se anunciaba en la televisión como algo bueno? Lo sé. Es horroroso, pero antes de los años 50 no había buenas pruebas que demostraran que fumar cigarrillos fuera malo para la salud. Así que no era raro encontrar anuncios con médicos que lo avalaban ante el público. Esto se debía en gran parte a que nuestro conocimiento del cuerpo humano era mínimo.

Hoy, sin embargo, hemos avanzado un poco y hemos aprendido que los cigarrillos provocan cáncer de pulmón y que la cafeína no te hace más inteligente. Bien, ¿por qué estoy compartiendo todo esto contigo? Porque es crucial desarrollar una comprensión adecuada de cómo funciona tu cuerpo y del impacto de tus elecciones de estilo de vida en tu salud. En tu caso, el conocimiento que necesitas obtener es la conexión entre tus procesos psicológicos y biológicos. O dicho de forma sencilla, cómo tu cuerpo físico afecta a tu estado emocional y mental.

Mucha gente no se da cuenta de que hay un vínculo entre el estado físico y el estado mental. Sería imposible lograr una curación permanente si nos saltamos esta parte, así que presta mucha atención mientras descubrimos la verdadera razón detrás de los cambios que he estado recomendando con tu nutrición y estilo de vida.

CAMBIO DE MENTALIDAD: PIENSA EN TU SALUD FÍSICA Y MENTAL COMO UNA SOLA COSA

Cuando nos damos cuenta de que sufrimos un trastorno mental, la primera y más recomendada solución suele ser la medicación, la terapia o alguna solución rápida, en lugar de hacer hincapié en la comprensión de la conexión mente-cuerpo. Por eso quiero invitarte a que hagas este cambio por ti mismo, ya que es la única manera de erradicar permanentemente el sufrimiento que has tenido que soportar hasta este momento.

¿Cuál es la conexión? La mente -un funcionamiento manifiesto del cerebro- y los demás sistemas corporales interactúan de forma decisiva para la salud, la enfermedad y el bienestar (Ray, 2004, p.29). Nuestros cuerpos son inteligentes y están vivos. Así que, sean cuales sean las señales y los mensajes que envíe el cerebro, el cuerpo responderá en consecuencia. Dependiendo de los pensamientos dominantes que permitamos que acampen en nuestra mente, las señales correspondientes que alteren nuestro cerebro se liberarán al resto del cuerpo, lo que cambiará nuestra biología. Ésta, a su vez, enviará la correspondiente retroalimentación para validar el mensaje inicial. En poco tiempo, tienes un bucle de retroalimentación que se solidifica como tu estado normal. Así, si estás atrapado en pensamientos ansiosos o intrusivos, tu cerebro liberará las hormonas apropiadas y disparará las neuronas que alertan al resto del cuerpo de que algo va mal.

La presión arterial y el ritmo cardíaco aumentarán. El cuerpo entrará en ese modo de lucha o huida, y tu estado físico reflejará que has experimentado ansiedad. A medida que el cuerpo continúa en este estado de angustia, más emociones y pensamientos correspondientes llenarán tu mente. Eso elevará tus niveles de ansiedad y hará que te sientas mal del estómago. Este círculo vicioso se vuelve casi imposible de romper, especialmente si se mantiene durante períodos prolongados. Los alimentos que consumas también contribuirán a exacerbar tu estado y seguirán reforzando tu ansiedad. Una mala salud mental conduce a una mala salud física, al igual que una mala salud física conduce a una mala salud mental. A veces es una situación de huevo y gallina en la que es imposible afirmar qué fue primero. Si has padecido una enfermedad crónica grave de niño o un dolor crónico debido a un accidente, eso podría haber activado el trastorno. Debido a una mala alimentación continuada y a la falta de atención, el trastorno cobró vida propia. Se instaló en tu mente y continuó causando daños mucho después de que esa condición física particular se curara.

Como puedes ver, el punto de partida puede ser difícil de precisar, así que no dejes que eso se convierta en una prioridad. Lo que importa es que ahora estás aquí y estás preparado para recuperar tu salud mental y física. ¿Cómo lo haces?

Un buen punto de partida es la nutrición. La mayoría de la gente asume que ponerse en forma consiste en hacer ejercicio durante horas cada día. La verdad es que puedes ponerte en forma y mejorar significativamente tu salud física ajustando primero tu dieta. Luego, cuando la dieta ayude a cambiar la biología, la fisiología y la psicología también cambiarán.

UN INTESTINO SANO PUEDE AYUDARTE A TENER UNA MENTE SANA

La dieta que elijas en los próximos meses dificultará o acelerará tu curación. Quiero que empieces a ver tu comida como medicina y combustible para tu cuerpo. En la Medicina Tradicional China, la Medicina Ayurvédica y la cultura de los nativos americanos, la comida siempre ha sido un aspecto esencial para tratar la enfermedad y mantener la salud. Cada vez hay más estudios que demuestran las propiedades curativas y preventivas de ciertos alimentos. Por ejemplo, el té verde es una buena fuente de antioxidantes, el jengibre puede ser un tratamiento eficaz contra las náuseas y el ajo se utiliza a menudo para diversas cosas, entre ellas para reducir el colesterol.

Una investigación de Harvard afirma que la elección de los alimentos puede marcar la diferencia entre sentirse peor o más estable. ¿Sabes qué alimentos son realmente pro-curativos? Aquí tienes seis cosas que debes abandonar y cinco que debes incorporar a tu dieta desde ahora.

#1. El alcohol:

El alcohol es un depresor. Más concretamente, deprime el funcionamiento de tu sistema nervioso, lo que hace que sea difícil pensar, razonar, entender cosas o incluso controlar tu función motora. Ah, y he mencionado que tu sistema nervioso central procesa las emociones. Entonces, ¿qué pasa cuando tienes una de más? Todo se descontrola. El riñón y el hígado se sobrecargan de trabajo, tu cerebro disminuye su funcionalidad y tus emociones se sienten fuera de control.

#2. Edulcorantes artificiales:

El aspartamo, el ingrediente común que se encuentra en productos como los refrescos de dieta, bloquea la producción de serotonina. Esto puede provocar dolores de cabeza, insomnio y cambios de humor, entre otros problemas.

#3. La cafeína:

Una cantidad modesta de cafeína puede excavar tu ansiedad e incluso contribuir a la depresión. Un estudio descubrió que los bebedores moderados y altos de café obtuvieron una puntuación más alta en la escala de depresión entre los estudiantes universitarios sanos que los demás. No olvidemos tampoco el efecto perturbador que la cafeína tiene sobre el sueño. Y si tienes un sueño alterado, te aseguro que los niveles de ansiedad se dispararán. Si quieres ayudar a tu curación, esto es algo que debes evitar a toda costa. Y no me refiero sólo al café. Considera eliminar las bebidas energéticas y los refrescos, ya que también contienen mucha cafeína.

#4. Aceite hidrogenado:

Piensa en el pollo frito, los palitos de queso frito, los calamares fritos, las patatas fritas y, básicamente, cualquier comida basura frita a la que sueles recurrir cuando te sientes abrumado por las emociones. Desgraciadamente, comer este tipo de alimentos empeora las cosas a largo plazo. Las grasas saturadas, como las que se encuentran en los embutidos, los productos lácteos con alto contenido de grasa y la mantequilla, pueden causar mucho daño a tu cuerpo si obstruyen tus arterias e impiden el flujo sanguíneo adecuado al cerebro. Sé que esto suena súper duro, pero la realidad es que comer alimentos fritos te hunde más en la ansiedad y otros trastornos mentales.

#5. Alimentos ricos en sodio:

¿Recuerdas cómo los expertos promocionaban los alimentos sin grasa como la solución para perder peso? Resulta que muchos de los productos recomendados como libres de grasa contienen altos niveles de sodio. Todo ese exceso de sal es en realidad malo para tus emociones porque altera aspectos de tu sistema neurológico. Esto no sólo puede afectar a tu salud mental, sino que también puede alterar la respuesta de tu sistema inmunitario y crear una experiencia de fatiga, hinchazón y retención de líquidos. Los alimentos con alto contenido de sodio incluyen aperitivos salados como pretzels, galletas, palomitas de maíz y patatas fritas, burritos y tacos, queso, pollo, embutidos y carnes curadas, huevos, tortillas y pizza.

#6. Alimentos procesados:

¿Quieres saber cuál es la tormenta perfecta a la hora de estropear tu salud física y mental? Los alimentos procesados. Tienen un alto contenido de sodio y preparan el camino para una respuesta inflamatoria en el cuerpo. Un artículo publicado en Psychiatric Times afirma que la inflamación tiene un efecto directo sobre el cerebro y el comportamiento. Puede afectar negativamente a las áreas del cerebro responsables de la motivación y la actividad motora y a las áreas que controlan la ansiedad y la alarma. Antes de que te desanimes, permíteme decir que no es necesario que elimines todos los alimentos procesados. Algunos ejemplos de alimentos procesados que los expertos coinciden en que pueden funcionar para alguien que quiere comer más sano son el yogur, el chucrut, los garbanzos, las judías enlatadas, la granola, las hamburguesas vegetales, la leche de almendras sin azúcar, la gelatina orgánica, los cereales enriquecidos, la fruta liofilizada, los pepinillos y el chocolate negro.

LOS 9 MEJORES ALIMENTOS PARA REDUCIR LA ANSIEDAD:

#1. Pescados grasos: El salmón, la caballa, las sardinas, la trucha y el arenque se encuentran entre los principales pescados grasos favoritos que deberían formar parte de tu dieta, ya que son ricos en omega-3. ¿Por qué es importante el omega-3? Hay muchas pruebas que relacionan este ácido graso con la mejora de la función cognitiva y la salud mental. Los alimentos ricos en omega 3 que contienen ácido alfa-linolénico (ALA) aportan dos importantes ácidos grasos: el ácido eicosapentaenoico (EPA) y el ácido docosahexaenoico (DHA). Tanto el EPA como el DHA regulan los neurotransmisores, reducen la inflamación y promueven una función cerebral saludable. Un pequeño estudio realizado en veinticuatro personas con problemas de abuso de sustancias descubrió que la suplementación con EPA y DHA redujo los niveles de ansiedad. No se trata de una investigación concluyente, pero debería ser suficiente para convencerte de los grandes beneficios que te esperan. Ten en cuenta que el omega-3 no es idéntico al omega-6, así que no sustituyas uno por otro. En el caso del omega-6, sólo debes tomarlo en cantidades pequeñas y moderadas.

#2. Semillas de calabaza: Un estudio realizado en 100 mujeres estudiantes de secundaria descubrió que la deficiencia de zinc puede afectar negativamente al estado de ánimo. Por eso las semillas de calabaza son excelentes para tu dieta. Las semillas de calabaza son una excelente fuente de potasio que ayuda a regular el equilibrio electrolítico y a controlar la presión arterial. También contienen zinc, que es esencial para el cerebro y el desarrollo, todo lo cual ayuda a reducir los síntomas de estrés y ansiedad.

#3. Chocolate negro: Para la mayoría de las personas, el perfil de sabor amargo del chocolate negro es desagradable, pero la mayoría de las investigaciones indican que vale la pena acostumbrarse a tomar un poco de chocolate negro con frecuencia. Un estudio basado en una encuesta de 2019 publicado en la revista Depression & Anxiety, sugiere que las personas que comen chocolate negro con frecuencia son menos propensas a reportar síntomas depresivos. Aunque la depresión no es lo mismo que la ansiedad, ambas comparten similitudes y suelen ir de la mano. Esta investigación no es ni mucho menos concluyente, pero yo diría que merece la pena probarla. Considera la posibilidad de añadir pequeñas cantidades a tu cereal o té matutino.

#4. Cúrcuma: Se trata de una especia de uso común en la India y el sudeste asiático. La cúrcuma contiene un ingrediente activo llamado curcumina, que tiene propiedades que disminuyen la ansiedad debido a sus propiedades antiinflamatorias. Un estudio descubrió que un aumento de la curcumina en la dieta también aumentaba el DHA y reducía la ansiedad. Si no eres fan de las especias picantes, no te preocupes, la cúrcuma tiene un sabor mínimo y se puede añadir a casi cualquier comida, así como a los batidos.

#5. Yogur: Opta por el yogur griego natural en la medida de lo posible, especialmente el que tiene al menos cinco cepas de cultivo activo y es rico en probióticos. Se dice que el tipo correcto de yogur es excelente para aliviar el estrés y estabilizar el estado de ánimo.

#6. Kiwi: Una de mis frutas favoritas de todos los tiempos y aparentemente promovida por los expertos como una excelente fruta para reducir el estrés y la ansiedad. Los estudios indican que la combinación de vitaminas C y E más el folato puede ayudar a reducir el estrés oxidativo. También puede ayudar a la producción de serotonina en tu cerebro, lo que promoverá una sensación de bienestar y felicidad. Además, ¿has visto lo bonitos y coloridos que son los kiwis por dentro? Un refuerzo instantáneo del estado de ánimo si está en tu tazón de desayuno.

#7. Manzanilla: Una gran rutina para añadir a tu ritual nocturno es terminar el día con una buena taza de té de manzanilla caliente y calmante. Un ensayo clínico de 2016 con resultados publicados en la revista phytomedicine sugiere que quienes bebieron té durante un período prolongado redujeron significativamente los síntomas del trastorno de ansiedad generalizada (TAG). Tal vez esté relacionado con el hecho de que mejora la somnolencia, asegurando un sueño de buena calidad que, como sabemos, impacta directamente en la salud mental, especialmente en la ansiedad.

#8. Té verde: ¿Eres un fanático del té de hierbas? Más concretamente, ¿el té verde? Si no es así, es hora de abastecerse. El té verde contiene un aminoácido llamado teanina que tiene efectos ansiolíticos y calmantes. Algunos expertos afirman que aumenta la producción de serotonina y dopamina. Puede ser un excelente sustituto del café, los refrescos o incluso el alcohol.

#9. Aguacate: No hay duda de que cuando se trata de aguacate, no se puede tener demasiado de este superalimento. Está repleto de todo tipo de nutrientes excelentes, como la vitamina B6 y el magnesio, que ayudan a la producción de serotonina. En YouTube y Google puedes encontrar muchas recetas a base de aguacate para el desayuno, la comida y la cena.

MOVER EL CUERPO AYUDA A AUMENTAR LAS HORMONAS DE LA FELICIDAD

Ya me has oído hablar de la dieta y de la importancia de comer los alimentos adecuados porque la comida afecta a tu estado mental tanto como a tu condición física. Ahora vamos a añadir otro componente crítico a tu plan de recuperación: el ejercicio.

La mayoría de la gente sólo valora el ejercicio cuando necesita perder algunos kilos antes de que llegue la temporada de playa. Pero si quieres transformar tu vida y disfrutar de una salud integral, alguna forma de ejercicio regular tendrá que convertirse en tu nueva norma.

Las investigaciones han descubierto que la dieta, el estado físico y la cantidad de estrés a la que se está expuesto influyen directamente en el trastorno de pánico y la ansiedad. Si ejercitas tu cuerpo con regularidad, puedes ayudar a reducir la ansiedad e incluso la frecuencia e intensidad de los ataques de pánico. También considero que el ejercicio es una forma excelente de liberar la tensión mental y física. ¿Por qué funciona el ejercicio?

- Porque el ejercicio libera endorfinas para sentirse bien y otras sustancias químicas naturales del cerebro, que aumentan la sensación de bienestar.
- Al hacer ejercicio, alejas tu mente de los pensamientos y emociones preocupantes, lo que corta ese ciclo de pensamientos negativos.
- Es una gran estrategia. Hacer algo positivo para distraerse cuando se tiene un día difícil (como el yoga, el pilates, el entrenamiento de resistencia o el entrenamiento cruzado) es mucho mejor que darse un atracón o beber alcohol. Es una situación en la que todos ganan: te sientes bien, ayudas a tu cuerpo a ponerse en forma y mantienes alejados los pensamientos intrusivos.
- El ejercicio también aumenta tus niveles de confianza. Piénsalo. ¿No te sientes bien al fijarte el objetivo de hacer ejercicio diariamente durante 20 minutos y luego demostrarte a ti mismo que puedes comprometerte y hacerlo?

A menudo me he obligado a empezar mi rutina de ejercicios y me ha parecido casi imposible poner mi cuerpo en movimiento. Sin embargo, a los quince minutos, me sentí muy contenta de haber empezado el entrenamiento. Cuando terminó la semana, me sentí muy orgulloso de ver las marcas de éxito en mi diario, demostrando que seguía con mi racha de ejercicios. Me hizo sentir que podía hacer cualquier otra cosa que me propusiera. Estos mini-objetivos son ideales para aumentar la confianza. Y, por supuesto, tienen la ventaja añadida de tener un cuerpo mejor formado, lo que nos hace sentir bien.

¿Necesitas ir a un gimnasio o correr para ejercitar tu cuerpo?

No necesitas en absoluto ser miembro de un gimnasio, ni entrenar con pesas, ni siquiera correr al aire libre si ninguna de estas cosas se aplica a ti. La afiliación a un gimnasio es estupenda para la persona que necesita esa sensación de comunidad y apoyo, y de interacción social. Pero si te sientes mejor haciendo ejercicio en la comodidad de tu apartamento, entonces, por supuesto, hazlo.

Si eres un completo principiante, puedes empezar con algo tan sencillo como caminar con regularidad, correr ligeramente al aire libre, jugar al fútbol, al baloncesto o cualquier otra actividad de fitness que haga que tu corazón bombee y tu cuerpo sude. Si nada de esto te atrae, considera la posibilidad de practicar Pilates, power yoga, Zumba, kickboxing o clases de baile latino.

Lo más importante es que disfrutes de la actividad que realices y crees tu propio plan de acción que puedas cumplir.

¿Cuáles son los mejores entrenamientos contra la ansiedad?

- Correr
- Caminatas rápidas
- Bailar
- Tenis
- Nadar
- Ciclismo
- Yoga

LOS CUATRO MEJORES EJERCICIOS QUE PUEDES PROBAR EN CASA

#1: Tai Chi:

Este es un arte marcial suave que incluye movimientos fluidos junto con el control del núcleo. Te centrarás en la postura, la respiración y la visualización en este entrenamiento, por lo que es ideal para desestresarte y sentirte arraigado en tu cuerpo.

#2: Entrenamiento casero de alta intensidad:

Cuando entras en YouTube, puedes encontrar docenas de rutinas de entrenamiento de alta intensidad gratuitas que puedes hacer desde la comodidad de tu dormitorio o sala de estar. Un artículo del Science Daily comparte algunos hallazgos interesantes sobre el efecto de los ejercicios de alta intensidad en relación con la reducción de la ansiedad. Un nuevo estudio realizado por investigadores de la Universidad de Missouri-Columbia muestra que el entrenamiento de alta intensidad relativa es superior para reducir el estrés y la ansiedad.

Además, los investigadores descubrieron que el ejercicio de alta intensidad beneficia principalmente a las mujeres. Cuanto mayor sea la edad, más se notará el impacto positivo en el estado físico y mental (fuente: Sciencedaily.com " *El ejercicio de alta intensidad es la mejor manera de reducir la ansiedad, según un estudio de la Universidad de Missouri"*).

Así que, si el Tai chi es un poco demasiado frío para ti, o si simplemente quieres mezclar las cosas un poco, intenta hacer entrenamientos de alta intensidad un par de veces a la semana.

#3: Ejercicios aeróbicos:

Hacer ejercicio aeróbico con regularidad (nadar, montar en bicicleta, correr) se asocia a una mejor salud psicológica. Según estudios recientes, tanto si se trata de una sola sesión como de un programa a largo plazo de ejercicios aeróbicos, puede mejorar su estado psicológico. ¿Cuánto tiempo es suficiente para obtener los beneficios de los ejercicios aeróbicos? Tan sólo diez minutos, pero los expertos te animan a que sigas el régimen de ejercicios de forma constante durante al menos 10 semanas para obtener el máximo beneficio. YouTube está lleno de toneladas de entrenamientos aeróbicos gratuitos que puedes seguir. Si no sabes por dónde empezar, consulta HASfit en YouTube, donde encontrarás ejercicios y programas de entrenamiento gratuitos. Todo lo que necesitas es una colchoneta para estar cómodo y una banda elástica. Si te gusta correr, nadar o montar en bicicleta en interiores, considera la posibilidad de unirte a un club cercano para que te resulte más fácil hacerlo a diario.

#4: Yoga:

Esta lista no estaría completa sin un poco de yoga, que se ha convertido en el ejercicio de referencia para las personas que quieren canalizar su zen interior y, al mismo tiempo, quemar algunas calorías. La naturaleza del yoga se centra en la respiración profunda, la reconexión con el cuerpo y la conexión con la tierra. Esto es estupendo para alguien que sufre de ansiedad porque le permite aprovechar su fuerza interior y mostrarse a sí mismo que tiene el poder de hacer cosas increíbles con su cuerpo. Y si puedes cambiar tu cuerpo, seguro que puedes cambiar tus pensamientos. El hecho es que el yoga funciona siempre. A menos que te abandones a ti mismo.

Los estudios demuestran que las clases de yoga pueden ayudarte a reducir la ansiedad, la ira, la depresión e incluso los síntomas neuróticos. Según un artículo de la Escuela de Medicina de Harvard (Yoga para la ansiedad y la depresión), las investigaciones sugieren que el yoga modula los sistemas de respuesta al estrés. Esto, a su vez, disminuye la excitación psicológica (por ejemplo, reduciendo el ritmo cardíaco, bajando la presión arterial y facilitando la respiración). Se están acumulando pruebas sustanciales que demuestran que la práctica del yoga es un enfoque relativamente de bajo riesgo y alto rendimiento para mejorar la salud en general. Y lo mejor es que es fácil de hacer, y puedes encontrar sesiones de yoga gratuitas en línea o unirte a una clase de yoga virtual o física. Todo lo que necesitas es una esterilla de yoga y unos buenos pulmones para respirar intencionadamente.

Bonus:

Una vez que decidas a qué ejercicios te vas a comprometer, crea un plan personalizado que sea fácil de seguir. No compliques las cosas en exceso y mantén tu programa de entrenamiento tan simple y agradable como puedas. Sé flexible con el programa. Si sueles aburrirte rápidamente, crea una variedad de ejercicios que puedas ir cambiando semana tras semana para poder mantener tus objetivos de entrenamiento. Haz que tus objetivos sean alcanzables y celebra las pequeñas victorias. En lugar de buscar la perfección, céntrate en el progreso y la excelencia. Si te detienes durante un ejercicio o no completas una serie en cualquier entrenamiento, no asumas que eso significa un fracaso. Por el contrario, reconoce que estás en un viaje que no siempre será fácil. Lo más importante es que te levantes y vuelvas a hacerlo con vigor y entusiasmo, confiando en que cada movimiento te acerca a esa versión saludable de ti mismo.

DORMIR BIEN HACE MÁS DE LO QUE CREES

A estas alturas, te habrás dado cuenta de que estamos estableciendo los cambios de estilo de vida que te permitirán transformar tu salud y tu vida. Todas estas cosas se basan unas en otras. Sin la nutrición adecuada, no tendrás la energía o la resistencia para entrenar diariamente. Y sin dormir, no importa lo buena que sea tu dieta o lo mucho que te mates en el gimnasio; todo se vendrá abajo. Dormir mal afecta directamente a tu salud mental. No puedes reducir o curar los trastornos de ansiedad sin un sueño adecuado. Tu estado de ánimo, tus funciones cognitivas y tu salud en general dependen de que trabajes adecuadamente. Por lo tanto, una de las primeras cosas en las que debes trabajar (me refiero a empezar esta noche) es ajustar tus hábitos de sueño. Necesitas un sueño reparador para mantener un cerebro equilibrado. La calidad y la duración del sueño son importantes; que nadie le diga lo contrario. Las investigaciones demuestran que las personas privadas de sueño tienen una mayor tendencia a clasificar las imágenes neutras como negativas. Eso significa que las experiencias ordinarias con las que te encuentras a diario te parecerán más amenazantes y contribuirán a tu ansiedad.

Conciliar el sueño y obtener un sueño de calidad suele ser un reto cuando se lucha contra los trastornos de ansiedad. Entonces, ¿qué puedes hacer?

#1: Evitar los estimulantes a última hora del día:

Si puedes eliminar todos los estimulantes, esa sería la mejor solución, pero sé que puede ser difícil para algunos. Así que, en su lugar, quiero que tengas un límite después del cual no consumirás ningún estimulante. Te recomiendo que fijes un toque de queda en función de tu estilo de vida y horario de trabajo, pero aproximadamente entre seis y ocho horas antes de acostarte. Por lo tanto, si tu hora de acostarte es las 10 de la noche, entonces no deberías consumir ningún estimulante después de las 4 de la tarde como máximo.

#2: Prueba esta técnica de relajación de 3 minutos:

Túmbate cómodamente en la cama. Concentra tu atención en tu respiración. Respira profundamente varias veces, exhalando lentamente. Examina mentalmente tu cuerpo. Fíjate en las zonas que sientas tensas y acalambradas. Aflójalas suavemente. Suelta toda la tensión que puedas. Gira la cabeza con un movimiento circular suave y fluido una o dos veces, si se siente bien. Gira los hombros hacia delante y hacia atrás varias veces. Deja que todos los músculos se relajen por completo. Recuerda un pensamiento, acontecimiento o lugar agradable. Puede ser algo tan reciente como hoy o algo que ocurrió en el pasado. Observa cómo se siente tu cuerpo mientras se empapa de este buen recuerdo. Respira profundamente y exhala lentamente.

#3: Crea un entorno ideal para dormir:

Esto incluye asegurarte de que tu smartphone y cualquier tecnología que te distraiga estén fuera de tu alcance. Intenta mantener el teléfono lo más lejos posible de tu zona de descanso. También es importante cerrar toda la luz de tu dormitorio. Esto es especialmente útil si te cuesta conciliar el sueño. Además, recuerda minimizar el ruido y mantener la temperatura de la habitación lo suficientemente fresca como para estar bajo una manta. Supongamos que hay un aroma concreto que te ayuda a relajarte o a conciliar el sueño. En ese caso, puedes rociarlo o encender una vela mientras te preparas para ir a la cama para que te ayude en este proceso de relajación y sueño.

#4: Crea una rutina de sueño tranquilizadora:

Es tan importante tener una rutina para la hora de acostarse como para la de la mañana porque te ayuda a relajarte y a dormirte más rápido. Ciertas actividades son demasiado estimulantes y malas para tu ansiedad cuando se realizan demasiado cerca de tu hora de dormir. Esto incluye la navegación por las redes sociales, el consumo de alcohol y café, e incluso los entrenamientos de alta intensidad. Aunque el ejercicio es bueno para ti, hacerlo justo antes de acostarte te dificultará conciliar el sueño.

Aunque no hay una rutina de sueño perfecta, algunas cosas que puedes considerar son

a. poner la alarma sesenta minutos antes de acostarte para indicar a tu cerebro que es hora de relajarse y dejar atrás un día agitado. Una vez que suene la alarma, no la dejes pasar ni la ignores. No sigas viendo la televisión o chateando con tus amigos. En lugar de eso, ponte en marcha con tu rutina de desconexión personalizada.

b. Prepárate una infusión de hierbas relajante, como la manzanilla, y siéntate con un libro durante unos minutos o escucha música relajante.

c. La meditación guiada para la relajación y el sueño puede ser genial en este momento, si eso resuena.

d. Lávate antes de acostarte. Si te gustan los baños o una ducha caliente antes de dormir, puedes hacerlo. Si no es así, basta con un poco de higiene dental y un lavado de cara suave. Mientras te lavas, practica un poco de mindfulness y nota la sensación de tus dientes mientras te cepillas y cómo se siente el agua en tus manos y cara.

e. Prepara el ambiente en tu habitación. Tanto si tienes pareja como si no, es bueno seleccionar el ambiente adecuado, incluyendo una iluminación tenue y una temperatura fresca, para enviar la señal a tu cuerpo de que estás preparado para dormir.

f. ¿Te gustan los aceites esenciales y la aromaterapia? Entonces añade fragancias como la lavanda y la madera de cedro a tu rutina colocando un difusor en tu dormitorio o utilizando unas gotas de aceite esencial en tu almohada antes de acostarte. Si te gustan los baños, considera perfumarlos con unas gotas de tu aceite esencial favorito.

g. Piensa en cosas tranquilas. En lugar de fijarte en pensamientos preocupantes sobre cosas que aún no han ocurrido o que ya han pasado, intenta centrarte en algo que te haga sentir bien. Este sería un momento excelente para practicar un poco de gratitud nocturna, visualizando una escena de descanso en la que te gustaría quedarte dormido y, básicamente, utilizando tu imaginación para ayudarte en la relajación en lugar de dejar que se desboque. Tienes que domar tu mente y enseñar a tu imaginación a ir donde tú quieras, especialmente por la noche. ¿Te gustan las playas tranquilas? ¿Por qué no te visualizas caminando descalzo por una hermosa playa con las olas rozando la orilla y la arena en tus pies? Practica la respiración lenta y tranquila mientras te relajas en este entorno elegido.

h. Haz un escaneo del cuerpo nada más llegar a la cama. Una vez que te metas en la cama, tu cerebro probablemente empezará a divagar y a pensar en un millón de cosas. Llévalo a tu cuerpo y haz un escaneo corporal mientras relajas tus músculos. Aquí tienes un sencillo ejercicio que puedes probar. Tensa lentamente un grupo de músculos. Mantén la tensión hasta la cuenta de cinco, y luego suéltala lentamente al exhalar. Relájate hasta la cuenta de diez y pasa al siguiente grupo de músculos. Empieza desde los dedos de los pies hasta la cabeza, un grupo de músculos cada vez, y no pienses en nada más.

i. Lee algo espiritualmente edificante y alegre. No es el momento de leer las noticias o novelas de suspense. No quieres estimular tu cerebro o tu sistema nervioso, así que en su lugar, te animo a que encuentres algo espiritual, filosófico o cómico para leer. Si eres una persona de fe, entonces lee un pasaje de la Biblia. Si te gustan los cuentos de hadas, los cómics o los chistes, entonces lee eso y si te gustan los pensadores antiguos, entonces lee una página de Aristóteles si eso es lo tuyo.

¿Qué ocurre cuando no puedes dormir por mucho que lo intentes?

En esas noches en las que nada funciona, no lo fuerces. Practica la aceptación. Utiliza el poder de la validación y la autoconversación positiva para que esta experiencia también sea aceptable. En lugar de enfadarte por el hecho de que lleves tres horas tumbado y no haya pasado nada, puedes decirte a ti mismo: "Ahora sigo despierto, pero tarde o temprano tendré que dormirme. Aunque no sea esta noche, el hecho de que esté un poco cansado por la mañana significa que proba-blemente me dormiré enseguida mañana por la noche". Una cosa que aconsejaría cuando se trata de insomnio, es que me parece mejor despertarme y hacer alguna actividad tranquila en lugar de quedarme acostado con frustración. Si es demasiado tarde o demasiado temprano para hacer otra cosa, tomo un libro y leo.

REDUCE LOS FACTORES DE ESTRÉS

El estrés y la ansiedad van de la mano, pero no son lo mismo. El estrés es cualquier tensión en el cerebro o el cuerpo físico. Dado que todas las experiencias biológicas repercuten en tu psicología, un cuerpo o un cerebro estresados afectarán a tu salud mental. Al tratar la ansiedad y los ataques de pánico, el estrés puede dificultar el proceso, especialmente si tienes un estilo de vida estresante. Cuando se combinan, el estrés y la ansiedad pueden hacer que tu vida se convierta en un infierno. Por lo tanto, hay que hacer todo lo posible para reducir, gestionar o, si es posible, eliminar las cosas que te causan estrés.

Por supuesto, si me dices que odias a tu jefe y a tu trabajo y que es la causa número uno de estrés en tu vida en este momento, eso es una tontería. No es precisamente inteligente eliminar este estrés dejando tu trabajo porque abres un montón de razones para estar ansioso y temeroso, como enfrentarte al desempleo, quedarte sin dinero para el alquiler, etc. Por lo tanto, hay algunos casos en los que es necesario ejercer la gestión del estrés. Algo que puedes hacer para controlar el estrés laboral es poner en práctica los cambios ya comentados, es decir, llevar una dieta saludable, limitar la cafeína y el alcohol, hacer ejercicio, meditar y dormir lo suficiente. Pero a veces, tu ansiedad se desencadena mientras estás en el trabajo, incluso si estás practicando este nuevo cambio de estilo de vida. En ese caso, necesitas una salida. He aquí algunas cosas que puedes hacer al instante en el trabajo para reducir tus niveles de estrés.

#1. Escucha tu canción favorita:

Siempre hay una canción que puede llevarte de la distopía a la utopía en cuestión de minutos. Esa canción debería estar siempre en tu smartphone para esos días en los que todo el mundo en el trabajo parece presionarte. Aléjate de la habitación durante unos minutos, busca un lugar con aire fresco (una terraza, la azotea, fuera del edificio de la oficina), y conecta tus auriculares durante unos minutos. Respira profundamente, baila al ritmo de la música, canta en voz alta si es seguro, y permítete estar en otro lugar durante esos tres minutos. Poner música tiene un efecto positivo en el cerebro y el cuerpo. Puede bajar la presión arterial, reducir el cortisol y, si eliges la música adecuada, te llenará de alegría y felicidad sin límites en poco tiempo.

#2: Respirar con el vientre:

Respirar desde el diafragma puede ayudar a reducir la cantidad de trabajo que el cuerpo necesita para respirar. En el trabajo, puedes hacerlo sentándote en una silla cómoda con la cabeza, el cuello y los hombros relajados y las rodillas dobladas. Coloca una mano bajo la caja torácica y otra sobre el corazón. Inhala y exhala por la nariz, notando cómo se mueven el estómago y el pecho al respirar. Concén-trate en respirar más por el vientre que por el pecho. Observa el movimiento (la subida y bajada del abdomen) y las correspondientes sensaciones dentro de tu cuerpo. Intenta mantener el pecho lo más quieto posible para este tipo de respiración. Puedes hacer esto durante tan sólo cinco minutos, y sentirás el efecto completo si llegas a los diez minutos.

#3: Masticar chicle:

Esta es una solución fácil y rápida que puede ayudarte a calmarte en casi cualquier situación, ya sea en el trabajo o en casa. Un estudio demostró que las personas que mastican chicle tienen una mayor sensación de bienestar y menores niveles de estrés. Esto podría deberse al hecho de que masticar chicle provoca ondas cerebrales similares a las de las personas relajadas, y favorece el flujo sanguíneo al cerebro.

#4: Aprende a decir que no:

A veces lo que te causa estrés está fuera de tu control, o peor aún, es una presión añadida innecesaria. Si te gusta complacer a la gente, será difícil reducir tu ansiedad, porque seguirás acumulando cosas que hacer para los demás, lo que hará tu vida más difícil. Si te encuentras asumiendo más de lo que puedes manejar, es hora de aprender a decir que no. Sé selectivo con lo que aceptas y recuerda que el *NO*, es una frase completa. No tienes que justificarte ni sentirte culpable, especialmente cuando ya sabes que tienes muchas responsabilidades. Aprender a decir no, puede reducir significativamente o ayudarte a controlar tus niveles de estrés.

8

LA HORA DE ACOSTARSE: MÁS QUE CREAR UNA RUTINA

Según la Facultad de Medicina de Harvard, las dificultades para dormir afectan a más del 50% de los pacientes adultos con un trastorno de ansiedad generalizada. También afecta a los adolescentes y a los niños. Un estudio de laboratorio sobre el sueño descubrió que los jóvenes con un trastorno de ansiedad tardaban más en dormirse y dormían menos profundamente en comparación con un grupo de control de niños sanos. El insomnio también se considera un factor de riesgo para desarrollar un trastorno de ansiedad y puede incluso impedir la recuperación. Por lo tanto, si pensabas que el sueño era un asunto trivial o que crear rutinas de sueño tranquilizadoras era algo bonito, piénsalo de nuevo. En este capítulo, quiero despertarte a los beneficios de descansar adecuadamente y venderte el hecho de que necesitas hacer todo lo que esté a tu alcance para mejorar tu patrón de sueño actual. Empecemos con algunos datos sencillos sobre cómo dormir bien te mantiene sano.

EL SUEÑO Y SU IMPULSO INTEGRAL PARA LA SALUD

Las investigaciones han demostrado que el sueño es tan importante como la alimentación y el ejercicio físico para cualquier persona que quiera disfrutar de un estilo de vida saludable y vibrante. Dormir poco está relacionado con el aumento del peso corporal, la depresión, el aumento de la inflamación, los bajos niveles de concentración, los trastornos del estado de ánimo, los bajos niveles de productividad, el aumento del estrés y el aumento del riesgo de enfermedades cardíacas y accidentes cerebrovasculares. Es más, se ha demostrado que incluso una pequeña pérdida de sueño perjudica la función inmunitaria.

En un importante estudio de 2 semanas que monitorizó el desarrollo del resfriado común (los participantes recibieron gotas nasales con el virus del resfriado). El estudio descubrió que aquellos que dormían menos de 7 horas tenían casi tres veces más probabilidades de desarrollar un resfriado que los que dormían 8 horas o más. Así pues, el sueño es algo más profundo que la mera ayuda a la salud mental. Piensa por un momento en la frecuencia con la que te resfrías. Si te enfermas con frecuencia, cambiar el tiempo de sueño y obtener las horas adecuadas para tu tipo de cuerpo puede ayudar, especialmente durante los meses más fríos. Además de todos estos efectos secundarios de la falta de sueño, hay muchas otras formas en que tu cuerpo se beneficiará de un buen sueño.

Un cerebro más agudo y un funcionamiento cognitivo óptimo:

Cuando se trabaja con poco o nada de sueño, te costará concentrarte, aprender o recordar detalles. ¿Por qué? Porque el sueño desempeña un papel importante en el aprendizaje y la memoria. Sin un sueño adecuado, asimilar nueva información es muy problemático. Tus reflejos también se ralentizan cuando estás privado de sueño, así que al aumentar el tiempo de sueño, consigues mejorar la forma en que tu cerebro y tu cuerpo funcionan y asimilan la información.

Un sistema inmunitario más fuerte:

El sistema inmunitario es una compleja red que se extiende por todo el cuerpo. Proporciona múltiples líneas de defensa contra las enfermedades. Cuando funciona de forma óptima, el sistema inmunitario mantiene el delicado equilibrio necesario para que te sientas y te veas sano. Cuando surge una amenaza o una lesión, se desencadena la inflamación, la fatiga, la fiebre y el dolor. Necesitamos que el sistema inmunitario sea lo suficientemente fuerte como para luchar contra todas las amenazas potenciales. También necesitamos que esté bien regulado para que el cuerpo no esté siempre en modo de ataque, ya que eso tampoco es lo ideal. Ahí es donde entra en juego el sueño.

Dormir suficientes horas de alta calidad permite al cuerpo crear la atmósfera adecuada para un sistema inmunitario bien equilibrado que sea eficiente, que responda cuando sea necesario y que sea menos propenso a las reacciones alérgicas. Cuando el cuerpo duerme, ciertos componentes del sistema inmunitario se activan. Por ejemplo, hay una mayor producción de citoquinas asociadas a la inflamación. Esta actividad parece estar impulsada tanto por el sueño como por el ritmo circadiano (el reloj interno de 24 horas del cuerpo).

Aunque los expertos no están del todo seguros de por qué el sistema inmunitario funciona mejor durante las horas de sueño, se cree que este sistema funciona mejor cuando el rendimiento físico y mental es mínimo. Como la respiración y la actividad muscular se ralentizan, hay más energía para que el sistema inmunitario realice sus tareas. Además, sabemos que la melatonina (una hormona que favorece el sueño) es experta en contrarrestar el estrés que puede provocar la inflamación durante el sueño.

Reforzar el estado de ánimo:

Otro de los beneficios del sueño es la regulación natural de las emociones, que también mejora el estado de ánimo. Estabiliza las emociones y facilita la gestión y el procesamiento de los sentimientos. Si ocurre algo desagradable o inesperado, es más probable que mantengas la calma y el optimismo cuando estás bien descansado.

RUTINA PARA AYUDARTE A DORMIR BIEN

En el capítulo anterior, aprendiste que una buena noche de sueño puede hacer maravillas para tu salud mental. Por eso hice hincapié en la importancia de crear una rutina de sueño tranquilizadora. En caso de que te preguntes por dónde empezar o qué cosas específicas puedes hacer para promover un sueño de alta calidad, aquí tienes más consejos que han demostrado funcionar.

Reduce la exposición a la luz azul después de la puesta de sol:

Tienes un reloj interno, a menudo denominado ritmo circadiano, que regula hormonas como la melatonina. La melatonina es esencial para ayudarte a relajarte y conseguir un sueño profundo. La luz azul, que suele encontrarse en los dispositivos electrónicos como los smartphones y los ordenadores, es la peor por la emisión de este tipo de luz. Engaña a tu cerebro haciéndole creer que todavía es de día. Y, por desgracia, eso inhibe tu capacidad de sentir sueño. Si tienes que utilizar estos aparatos, puedes hacer algunas cosas, como instalar una aplicación que bloquee la luz azul en tu smartphone y en tu portátil. También puedes usar gafas que bloqueen la luz azul. Dado que la televisión y las luces brillantes también contribuyen a retrasar la liberación de melatonina, puedes dejar de ver la televisión y apagar las luces brillantes dos horas antes de acostarte.

Establece una hora fija para dormir y despertarte:

La coherencia con los horarios de sueño y de vigilia puede ayudarte a alinearte con tu ritmo circadiano y promover un sueño de mejor calidad. Los patrones de sueño irregulares conducen a un sueño deficiente y confunden tu ritmo circadiano. De hecho, no basta con acostarse temprano unos días y más tarde otros. La idea de que se puede dormir hasta tarde sólo los fines de semana es realmente mala para la salud. Si es posible, intenta despertarte de forma natural a una hora similar cada día que se ajuste a tu estilo de vida. No es necesario que seas un madrugador. Lo que necesitas es conocer tu mejor hora para despertarte y mantenerla.

Evita las comidas nocturnas:

Comer tarde por la noche puede afectar negativamente a tu sueño y a la liberación natural de HGH y melatonina. Eso no quiere decir que no debas picar nunca por la noche. Un estudio descubrió que una comida rica en carbohidratos ingerida cuatro horas antes de acostarse ayudaba a las personas a dormir más rápido, mientras que otro descubrió que una dieta baja en carbohidratos también mejoraba el sueño. Entonces, ¿qué significa esto para ti? Que no hay nada bueno o malo. Encuentra lo que funciona mejor para tu cuerpo, y lo sabrás en función de lo bien que duermas. Como regla general, los tentempiés nocturnos deben ser lo más ligeros posible para el sistema digestivo y no debes consumir ningún estimulante.

No bebas líquidos antes de acostarte:

Hidratarse con mucha agua a lo largo del día es estupendo. Pero no hay que esperar a la hora de acostarse para engullir los últimos seis vasos que se han perdido durante el día. ¿Por qué? Porque la interrupción del sueño que se producirá (gracias a las frecuentes micciones que se producirán) afectará a la calidad del sueño.

Cada persona es diferente, por lo que algunas personas pueden estar bien con un vaso o dos de agua justo antes de saltar a la cama. Puede que incluso unas tazas de té de hierbas media hora antes de acostarte no creen ninguna interferencia, pero si te das cuenta de que haces mucho pis, te sugiero que no bebas nada una o dos horas antes de dormir. También deberías orinar justo antes de saltar a la cama para reducir la posibilidad de despertarte en mitad de la noche.

¿AFECTA LA ORGANIZACIÓN DE TU HABITACIÓN A TU FORMA DE DORMIR?

La respuesta es absolutamente sí. Diversos estudios indican que el ruido externo, a menudo procedente del tráfico, puede provocar un mal sueño y problemas de salud a largo plazo. Un estudio sobre el entorno del dormitorio de las mujeres demostró que el 50% de las participantes notaron una mejora en la calidad del sueño cuando el ruido y la luz disminuyeron. Por ello, es imperativo hacer algunos ajustes en el estado actual de tu dormitorio.

Un buen punto de partida son las cortinas, el sistema de iluminación y la temperatura de la habitación. Se trata de arreglos sencillos y rápidos que puedes hacer independientemente de la ubicación, y que repercutirán en tu sueño. Intenta minimizar el ruido y la luz externos. Consigue unas pantallas de luz tenue en lugar de las brillantes luces del dormitorio. Asegúrate de que tu dormitorio sea lo más silencioso, relajante y limpio posible. Tengo un amigo que bloqueó completamente las ventanas de su dormitorio cubriéndolas con bloques de madera. Así, aunque vive en un edificio bastante ruidoso, su dormitorio es completamente tranquilo y zen.

¿No te gusta oscurecer completamente tu habitación?

Considera la posibilidad de comprar persianas o cortinas que te permitan oscurecer totalmente la habitación por la noche pero seguir recibiendo algo de sol durante el día.

CONTRÓLATE EN LAS COSAS QUE DEBES Y NO DEBES HACER EN LA CAMA

Teniendo en cuenta lo difícil que es para nosotros este tema del sueño, tenemos que aumentar nuestra disciplina en torno a los rituales a la hora de dormir y ser honestos sobre lo que podemos y no podemos controlar. Lo que ocurre en el dormitorio está totalmente bajo tu control. Los vecinos, los tranvías o cualquier otra cosa que ocurra fuera de tu casa nunca estarán bajo tu control, así que si te frustran los vecinos ruidosos que parecen disfrutar poniendo la música hasta altas horas de la noche en mitad de la semana, considera qué puedes hacer en tu espacio para dormir para eliminar más de ese ruido.

Tómate un momento para no pensar en la calidad y cantidad de tu sueño. Pero, ¿hasta qué punto te ha resultado fácil conciliar el sueño en los últimos meses? ¿Te despiertas a menudo en mitad de la noche y te cuesta volver a dormirte? ¿Hay alguna distracción en tu habitación que pueda estar afectando a tu sueño?

Lo que quieres eliminar del dormitorio:

No te alimentes en la cama:

Si puedes evitar comer algo antes de acostarte, es lo ideal. Pero supongamos que has tenido un día largo y has llegado tarde a casa, así que necesitas un tentempié antes de meterte en la cama. En ese caso, come de pie junto a la encimera de la cocina y asegúrate de que no sea algo graso. Un pan integral con un poco de mantequilla de cacahuete para untar debería calmar esas punzadas de hambre y permitirte dormir bien. Lo que nunca debes hacer es llevarte la comida al dormitorio. No sólo es una falta de higiene porque es probable que empieces a atraer todo tipo de bichos a tu cama, sino que también es un hábito muy poco saludable. Toda la comida debe dejarse fuera de la habitación, a menos que haya una razón médica que te obligue a alimentarte en la cama.

La televisión:

Si tu televisión está en tu dormitorio, es hora de desterrarla al salón. Ver un poco de televisión, ya sea de comedia o de terror, tiene efectos adversos en tu sueño. El doctor W. Christopher Winter, especialista en sueño, afirma que el efecto brillante de la pantalla estimula en realidad nuestro cerebro e inhibe la secreción de melatonina. Independientemente de lo reconfortante que te resulte ver un episodio de Friends antes de dormir, deja de verlo una hora antes de dormir y hazlo en otro lugar, no en el dormitorio.

Evita tener discusiones intensamente negativas en el dormitorio:

Para muchas parejas casadas o que mantienen una relación comprometida, la única oportunidad de conectar con la persona amada es al final del ajetreado día (más concretamente en la cama). Si hay una discusión pendiente, un desacuerdo o algo intenso que deba ser discutido, te insto a que lo pongas en pausa hasta la mañana siguiente. Si no puede esperar, discutan antes de que ambos estén en la cama intentando conciliar el sueño. No se involucren en una conversación negativa, tratando de resolver las cosas justo antes de dormir. En cambio, quiero que hagas de tu zona de dormitorio un santuario. El lugar donde sólo se permiten las vibraciones positivas. La intimidad, el romance, los abrazos y los ánimos deben ser las únicas actividades que se realicen bajo las sábanas. Todo lo demás debería estar prohibido una vez que te metes bajo las sábanas. Además, la mayoría de las discusiones se disipan cuando una pareja "se acuesta" porque todos tendemos a ser más racionales y estar más tranquilos por la mañana.

No duermas con la mascota de la familia:

Sí, sé lo mucho que quieres a tu mascota y lo reconfortante que es tenerla a tu lado. Pero supongamos que estás luchando contra el insomnio o la falta de sueño severa. En ese caso, deberías considerar la posibilidad de darle a tu mascota una nueva cama. Las mascotas a veces nos dificultan el sueño porque pueden crear interrupciones del mismo al moverse, moverse y respirar. Podemos encontrarnos con que nos despertamos varias veces en una noche, lo que es realmente malo para la recuperación. No es necesario que los saques del dormitorio, sino que los dejes dormir en su propio espacio para que puedas tener más libertad para dormir una noche completa.

El último consejo que quiero dar y que está totalmente bajo tu control es entrenarte en el hábito de usar el dormitorio exclusivamente para dormir y tener intimidad. Acondiciona tu cerebro para que rechace cualquier otra cosa. Eso incluye trabajar con el portátil mientras estás en la cama, navegar por Instagram y Facebook, o incluso hablar por teléfono. Cuando te metes bajo las sábanas, debe ser o bien para dormir, lo que debería ocurrir en esa primera media hora, o bien para hacer el amor con tu pareja, lo que finalmente te permitirá relajarte y dormir. Todo esto forma parte de tu higiene del sueño. Al incluir los consejos compartidos en la rutina nocturna, es más probable que veas cambios significativos en la calidad y cantidad de tu sueño.

9

EL MÉTODO TREMENDAMENTE EFICAZ, PERO SORPRENDENTEMENTE SENCILLO, PARA DETENER LOS ATAQUES DE PÁNICO (¡Y FORMAS DE REDUCIR SU FRECUENCIA!)

Que no cunda el pánico. ¿Cuántas veces has oído eso? Ojalá fuera tan fácil. Los ataques de pánico son un asco, pero ¿sabes qué es aún más asqueroso? Esa sensación de impotencia, de saber que no puedes controlar ni detener nada. Ahora bien, sé que todo el mundo experimenta su propia versión de los trastornos de los ataques de pánico, pero ¿qué pasaría si pudieras aprender algunas técnicas de afrontamiento sencillas y saludables que realmente pudieran ayudarte a detener los ataques antes de que causen un daño significativo?

Planifica una ruta de escape y desarrolla técnicas de afrontamiento antes de los ataques de pánico:

Intentar controlar un ataque de pánico o evitarlo por completo antes de que la recuperación esté al 100% es inútil, en mi opinión. De hecho, creo que incluso después de tu tratamiento y recuperación, nunca debes preocuparte por no tener otro ataque. En su lugar, céntrate en estrategias saludables que te ayuden a aliviar inmediatamente los síntomas de un ataque mucho antes de su maduración.

Una metáfora que me gusta utilizar es ésta: Si estás corriendo una carrera llevando un huevo cocido en una pequeña cuchara que debe llegar a la meta, no me preocuparía tanto por dejar caer el huevo. En su lugar, me centraría en lo que tiene que ocurrir para que, cuando el huevo se caiga, pueda recogerlo fácilmente sin dañarlo y continuar mi carrera hasta el final.

Lo mismo ocurre con tu curación y tu bienestar mental general. No tienes que ser perfecto para declararte curado. Pero sí tienes que saber exactamente qué hacer en cuanto aparezca la primera señal de un ataque de ansiedad o de pánico. Eso exige un plan cuidadosamente pensado que incluya mecanismos de afrontamiento saludables.

CONÓCETE A TI MISMO Y A TUS DETONANTES:

Cuanto más te conozcas a ti mismo y a cómo reaccionas ante determinados estímulos o situaciones, más fácil te resultará identificar esos desencadenantes. Por ejemplo, puedes darte cuenta de que tus prisas matutinas suelen generar mucha ansiedad. ¿Qué te dice eso? Que el ritual matutino debe transformarse en algo que produzca calma y tranquilidad. Cuanto más control tengas con tu mañana, menos probable será que entres en una espiral y se active un ataque. Si integras en tu rutina matutina cosas como la meditación de atención plena, el yoga, escribir un diario, etc., verás ese cambio interno que provocará el cambio deseado en tu estado mental.

Otra cosa que debes hacer es aprender a reconocer tus síntomas. Eso implica saber cómo se siente tu cuerpo e identificar tus procesos de pensamiento cuando la ansiedad empieza a acumularse. Así, piensa por un momento en las sensaciones y señales biológicas que suelen invadir tu sistema justo cuando el estrés cobra fuerza. ¿Sueles empezar a temblar o se te llena el estómago de mariposas? Tal vez para ti sea una opresión en el estómago y una sensación de "falta de aire" cuando tu respiración se acelera y acorta. Es muy posible que, incluso antes de los síntomas físicos, aparezcan señales de advertencia psicológicas, como pensamientos intrusivos que desencadenan esa sensación de nerviosismo. Cuanto más puedas captar cualquiera de estas señales psicológicas y biológicas, más fácil será acabar con la ansiedad antes de que estalle en un ataque real.

Ahora quiero compartir algunas estrategias de afrontamiento saludables que deberás practicar cuando estés en un estado de relajación. Te sugiero que las pongas en práctica a diario para que se te queden grabadas y se conviertan en el impulso natural cuando se te dispare.

Respirar profundamente:

En cuanto aparezcan esas emociones abrumadoras, el primer paso debe ser distanciarse de ese entorno. No es necesario que hagas ningún cambio físico drástico, pero sí que te distancies mentalmente, y la mejor manera de hacerlo es mediante la respiración profunda.

Respira larga y profundamente y cuenta mentalmente hasta diez (hacia atrás). Inhala por la nariz y exhala por la boca. Si pierdes la cuenta, vuelve a empezar desde el diez avanzando hacia el uno. Eso te distraerá del calor del momento y te reconectará con tu respiración (que es una poderosa técnica de anclaje). Al bombear más sangre al cerebro, tenderás a sentirte menos tenso y más equilibrado.

A veces, el trabajo de respiración no es suficiente para detener el ataque de pánico, así que prueba una de las otras técnicas.

Conéctate con la tierra:

Una gran técnica de conexión a tierra consiste en sintonizar contigo mismo y encontrar un punto de estabilización. Intenta cerrar los ojos durante cinco segundos, luego vuelve a abrirlos y conéctate con 4 cosas que puedas ver en ese entorno inmediato. ¿Puedes nombrar mentalmente los 4 objetos o algo que ves? Muy bien. A continuación, quiero que toques 3 cosas (una mesa, la pared, una cortina o cualquier otra cosa), huelas dos cosas y pruebes 1 cosa en tu entorno inmediato. Si estás en tu cubículo, toca las superficies que tienes al lado, incluidas las partes de tu cuerpo, abre un libro y huélelo, y concéntrate en saborear el interior de tu boca. Por supuesto, prefiero que salgas al exterior para que haya más variedad, pero haz lo mejor que puedas en el lugar en el que te encuentres según las circunstancias actuales. Lo que importa en este ejercicio de enraizamiento es que obligues a tu mente a conectar con tus sentidos externos.

Ponte hielo:

Las bolsas de hielo funcionan para muchas personas, así que considera tener algunas bolsas de hielo en el congelador, especialmente si tienes esos ataques de pánico nocturnos. Un amigo mío suele tener preparadas dos bolsas de hielo pequeñas y dos grandes. Cuando siente que le entra el pánico, se pone las pequeñas en las manos y las grandes en la parte baja de la espalda o en el abdomen. Cuando tiene dificultades para respirar, suele tomar una bolsa de hielo y frotarla desde la mitad del pecho hasta la parte inferior del abdomen muy lentamente hasta que su ritmo cardíaco empieza a calmarse. Quizás quieras probar esto también.

Lleva un poco de aceite esencial de lavanda o un pañuelo perfumado:

La lavanda se considera un poderoso agente calmante. A veces, puede ser todo lo que necesitas para detener la creciente ansiedad. Muchos estudios demuestran que la lavanda puede ayudar a aliviar el estrés. Si consigues el aceite, prueba ponértelo debajo de la nariz e inhalar suavemente o a poner un poco en el pañuelo para olerlo. El mejor tipo es el aceite esencial natural, ya que es el más seguro para inhalar. También puedes aplicarte un poco en las muñecas, casi como un perfume, frotarlas e inhalar a lo largo del día cuando lo necesites.

¿No te gusta la lavanda? Prueba con la manzanilla, el limón, la naranja o la bergamota y comprueba si te funcionan.

Repite un mantra:

Un mantra es una palabra, una frase o un sonido que se repite hasta obtener una sensación de calma y concentración. Repetir internamente un mantra puede ayudarte a detener un ataque de pánico. No tiene que ser algo grandioso, siempre que el mantra resuene en ti profundamente. Si eres una persona de fe, puedes citar un verso de la Biblia o incluso decir una frase sencilla como "Esto también pasará". Si te gustan los mantras sánscritos, puedes encontrar uno que te haga sentir bien, como "Sat. Chit. Ananda".

El objetivo principal es repetir suavemente el mantra y llevar toda tu atención al sentimiento generado por esa repetición calmante y tranquilizadora hasta que tu estado físico se ralentice y tu respiración y músculos se relajen.

¿QUÉ TAN SIMPLE ES ESTE MÉTODO?

Los ataques de pánico suelen ser una sensación de asfixia. Puedes sentir que estás hiperventilando o que te falta el aire. La mejor manera de superar un ataque es simplemente concentrarse en la respiración y hacer este sencillo ejercicio de respiración.

Empieza por respirar lenta y decididamente para contrarrestar esa respiración superficial que intenta potenciar el ataque. Si te sientes cómodo, coloca las manos sobre el abdomen y llénalo con la respiración. Al inhalar, siente y conecta con esta sensación de ascenso a medida que el estómago se expande. Al exhalar, el abdomen se contraerá hacia adentro. Sigue este movimiento y vacíalo de todo el aire. También puedes contar cada respiración. Por ejemplo, cuenta hasta cuatro al inhalar, mantén la cuenta durante tres, y luego cuenta hasta cuatro al exhalar. Mantén toda tu atención aquí. Céntrate en este movimiento y concéntrate en esa inhalación y exhalación lentas. Hazlo hasta que sientas un cambio y tu cuerpo y tu mente se sientan aliviados. Es un ejercicio sencillo, pero hay un gran poder en la respiración consciente. Si puedes permanecer en ella durante tan sólo siete minutos sin permitirte derivar hacia ningún otro lugar, te devolverás a un estado de calma y ahuyentarás ese ataque de forma natural.

7 SENCILLOS CONSEJOS ADICIONALES PARA REDUCIR LA ANSIEDAD (Y EL ATAQUE DE PÁNICO), SIN IMPORTAR DÓNDE TE ENCUENTRES

#1: Cierra los ojos:

A veces, el ataque de pánico o la ansiedad se ven exacerbados por los estímulos del entorno, lo que hace más difícil que te centres en la respiración, así que considera la posibilidad de cerrar los ojos si es lo suficientemente seguro. Permite que esos estímulos externos se desvanezcan en la distancia y devuelve tu atención a la respiración. A continuación, sigue la sencilla técnica de respiración que compartimos antes.

#2: Realiza un ejercicio ligero:

Puede que esto no se aplique a todas las situaciones, pero si por lo general te gusta hacer ejercicio, puede ser bueno realizar algún ejercicio ligero cuando sientas que la ansiedad aumenta. Deja de hacer lo que estás haciendo y da un paseo de diez minutos, salta la cuerda, baile, haz algo de yoga o monta en bicicleta durante unos minutos, permitiendo que tu mente se concentre por completo en el esfuerzo físico que estás haciendo y dando a tu cuerpo la oportunidad de sudar.

#3: Recuérdate a ti mismo que esto no es el final:

A menudo, cuando sufrimos un ataque de ansiedad, sentimos que el mundo se acaba o que va a durar para siempre. Cuando esos pensamientos empiecen a aparecer, recuérdate a ti mismo que esto también pasará.

#4: Concéntrate en un objeto:

Cuando la mente está acelerada, es difícil controlar la ansiedad o incluso concentrarse en las técnicas de afrontamiento. Me gusta utilizar un objeto para frenar las señales, los sentimientos y las emociones angustiosas hasta que me siento centrado. Llevo conmigo una reliquia familiar que utilizo como objeto de atención siempre que es necesario. Aun así, puedes elegir cualquier objeto que capte tu interés. Puede ser una planta en tu despacho, una vela, una concha marina, una piedra lisa o cualquier objeto con la suficiente profundidad para captar tu atención. Piensa en la finalidad del objeto, en su forma e incluso en su origen.

#5: Cambia a una tarea que te genere menos ansiedad:

A veces, la forma más fácil de evitar un ataque de ansiedad es retirarse de la tarea actual y hacer algo que te haga olvidar tus preocupaciones. Esto es especialmente cierto si reconoces que la tarea que tienes entre manos es una de las que desencadenan tu ansiedad.

No estoy abogando por la procrastinación. Simplemente, date un respiro y haz algo agradable hasta que tu mente vuelva a un estado más tranquilo. A continuación, replantea tu percepción sobre la tarea que está desencadenando tu ansiedad. Sólo cuando te sientas bien, te sugiero que vuelvas a realizar la tarea con muchos descansos entre medias.

#6: Comprueba tus pensamientos:

Algunos, de hecho, muchos de los pensamientos que surgen cuando estás a punto de sufrir un ataque de ansiedad están distorsionados y son perjudiciales para tu bienestar mental. Considera la posibilidad de hacer una pausa y realizar un autoanálisis de los pensamientos que te llevan a creer que algo va mal. Puede que te sorprendas al darte cuenta de que los pensamientos están desencadenando la ansiedad aunque sea innecesaria. Por ejemplo, si te encuentras pensando: "Voy a morir"... Es una buena idea cuestionar ese pensamiento. Pregúntate: "¿Voy a morir realmente? ¿Hay una bomba, un animal peligroso o algo en mi entorno que realmente amenace mi vida?".

Este pensamiento me acosó durante casi dos décadas de mi vida. Con el tiempo, me di cuenta de que aparecía justo antes de que se manifestara un ataque. Así que decidí comprobarlo cada vez que mi mente iba allí. Al final, el pensamiento aparecía. No me asustaba tanto porque había desarrollado esta nueva comprensión sobre mí mismo y sobre lo mucho que temo morir. Entonces también aprendí a hacer las paces con el hecho de que todo el mundo morirá. Si mi muerte es hoy, entonces estoy en paz con eso. Pero más vale que haya una razón totalmente justificable para que yo piense eso cuando estoy en un supermercado haciendo la compra.

#7: Escucha tu canción favorita o mira un clip divertido:

Esto funciona realmente bien para algunas personas, especialmente si tienes una conexión especial con la música o si has tenido un programa de la infancia que cambia instantáneamente tu estado mental.

Te animo a que tengas una lista de reproducción a mano que pueda ser tu técnica de referencia en cuanto sientas que la tensión aumenta. Se sabe que la música tiene muchas propiedades curativas, así que anímate y regálate una fiesta musical de cinco minutos en tu cubículo de la oficina y observa cómo se disipa la tensión.

10

ESTRATEGIAS A LARGO PLAZO PARA AYUDARTE A REDUCIR Y SUPERAR TU ANSIEDAD DE UNA VEZ POR TODAS, NO SÓLO DURANTE UNAS SEMANAS

Si quieres transformar de verdad tu vida y superar la ansiedad, tienes que jugar a largo plazo. Las técnicas y las soluciones instantáneas son estupendas, pero nada es mejor que tener la confianza de que te has curado de verdad. Eso requiere hacer algunos cambios en el estilo de vida, informarte sobre lo que es la ansiedad, cómo se manifiesta en tu vida y qué puedes hacer para curarte permanentemente. Hasta ahora, has estado aprendiendo sobre los hechos en torno a este trastorno mental. Ahora necesitas personalizar esa educación para poder ponerla en práctica.

LA RECUPERACIÓN A LARGO PLAZO COMIENZA CON EL APRENDIZAJE:

¿Te consideras un aprendiz permanente? Si el aprendizaje tiene una connotación negativa en tu vida, tendrás que cambiar ese sistema de creencias porque tu educación continua sobre la salud mental y el bienestar se convertirá en tu gracia salvadora. Para comprender mejor tu cuerpo y su funcionamiento, tendrás que informarte sobre cómo funcionan tu mente y tu cuerpo y cómo sus estados psicológicos influyen en tus estados biológicos. Aunque este libro te ha proporcionado un curso intensivo para principiantes, no debe ser el final, sino simplemente el primer paso para seguir aprendiendo. Hay muchas maneras de obtener estos conocimientos. Google es uno de los mejores recursos a tu alcance, pero asegúrate de aprender en sitios web de confianza como mentalhealth.gov, goodtherapy.org o pide a tu médico recursos y referencias.

Dado que cada persona experimenta la ansiedad a su manera, deberás informarte sobre cómo se manifiesta tu ansiedad y qué la desencadena. Una vez que puedas identificar claramente tanto los síntomas como los desencadenantes, podrás crear el régimen de tratamiento adecuado e incluso identificar la terapia de conversación adecuada si decides seguir ese camino. Utilizar la mente para recuperar un estado de calma cuando la ansiedad y el pánico empiezan a aparecer requerirá mucha disciplina, por lo que es necesario empezar a invertir en los recursos necesarios y desarrollar las prácticas mencionadas anteriormente. Pero incluso con los conocimientos adquiridos, es posible que te encuentres completamente en blanco cuando se trate de un episodio grave. Al fin y al cabo, puede ser difícil mantener la cabeza en orden cuando tu mente y tu cuerpo entran en un estado de "muerte inminente". Por lo tanto, aunque quiero que utilices todas las demás técnicas y estrategias de mentalidad ya explicadas, aquí hay algunos pensamientos específicos que puedes desencadenar, especialmente cuando el pánico ataca.

Estrategias que pueden ayudarte a frenar los pensamientos negativos.

En primer lugar, dite a ti mismo: "pase lo que pase, no pasa nada. Elijo no sentir ansiedad. Tener el síntoma ya es suficientemente malo. No necesito añadir aceite al fuego. Ya he pasado por eso. Elijo no tener miedo a esto. Y elijo aceptarme a mí mismo y a la situación actual tal y como es".

En segundo lugar, si el síntoma aún persiste, toma el teléfono y llama a un amigo o a un terapeuta. Hazles saber lo que está pasando. Si tienes un régimen de tratamiento en curso que hayas creado para ti, también puedes cambiar a eso. Lo más importante es que evites asustarte, juzgarte con dureza o hacerte sentir mal por sentirte así.

LAS TÉCNICAS DE RELAJACIÓN SON TU NUEVO MEJOR AMIGO

Las técnicas de relación son excelentes para ayudarte a prevenir la ansiedad y los ataques de pánico. Los ejemplos que voy a compartir están científicamente probados para reducir el ritmo cardíaco, disminuir la presión arterial, enlentecer la respiración, reducir la tensión e incluso aumentar la confianza. Si también sientes que necesitas trabajar tus emociones, especialmente las intensas como la ira, estos ejercicios pueden ayudarte.

#1: Relajación muscular progresiva:

Los expertos suelen referirse a esta técnica como relajación de Jacobson, así que no te asustes si escuchas esa terminología de tu médico. Con esta técnica, tendrás que sentarte o, preferiblemente, acostarte para obtener los mejores resultados. Lo que necesitas es tensar y relajar varios grupos musculares para estimular la sensación de relajación y calma. Cuando hagas este ejercicio, recuerda conocer tus límites. No fuerces demasiado los músculos, especialmente durante la contracción. Mantén una respiración lenta y constante mientras pasas de un grupo muscular a otro. Lo mejor es que practiques esto durante un par de semanas cuando te sientas bien (puedes adquirir el hábito de practicarlo nada más meterte en la cama y a primera hora de la mañana) para que le tomes el ritmo. Esta técnica será más eficaz durante un ataque de ansiedad sólo si se ha practicado durante el tiempo suficiente. Hay que seguir ocho pasos principales:

- **Uno.** Elige una habitación cómoda con un mínimo de distracciones en la que puedas acostarte o sentarte.
- **Dos.** Empieza por contraer los músculos del pie durante 5 segundos y suelta la contracción contando diez segundos. Tu objetivo debe ser aliviar la tensión en esa parte concreta del cuerpo, así que nota y siente cómo se relajan los músculos. Si sueles tener calambres, separa los dedos de los pies en lugar de curvarlos hacia dentro. El efecto es el mismo.
- **Tres.** Contrae y relaja los músculos de la parte inferior de las piernas durante el mismo tiempo.
- **Cuatro.** Contrae y relaja los músculos de la sección de las caderas y los glúteos (esto es más impactante si estás acostado).
- **Cinco.** Ahora haz lo mismo con los músculos del estómago y del pecho.

- **Seis.** Después de ejercitar el torso, contrae y relaja los hombros.
- **Siete.** A continuación, concéntrate en los músculos de la cara. Para ello, aprieta los ojos y aprieta la mandíbula durante 5 segundos, y luego suéltala lentamente durante 10 segundos.
- **Ocho.** El último paso es relajar las manos. Cierra el puño de cada mano, mantén esa contracción durante 5 segundos y luego suéltala lentamente durante 10 segundos.

Si necesitas usar un cronómetro para llevar el ritmo de los segundos, está bien, o puedes simplemente contar mentalmente.

A veces la gente utiliza esta técnica en combinación con algunos de los otros métodos que verás a continuación. Si te funciona, no dudes en experimentar.

#2: Ejercicios de respiración profunda:

Hemos enfatizado la respiración varias veces en este libro, pero sólo por sus poderes transformadores. Utilízala como técnica de relajación y meditación, y experimentarás una calma y facilidad estimulantes. El ejercicio completo implica respiraciones lentas, profundas y uniformes. Eso es todo. Puedes hacerlas en cualquier momento y lugar. Un tipo particular de respiración controlada que puedes practicar hoy es la respiración en caja.

- **Una.** Empieza inspirando por la nariz durante 2-4 segundos.
- **Dos.** Mantén la respiración durante 2-4 segundos.
- **Tres.** Exhala contando de 2 a 4 segundos.

- **Cuatro.** Aguanta la respiración durante otra cuenta de 2-4 segundos.

Repite las veces que sea necesario.

#3: Entrenamiento autógeno:

Utiliza esta técnica de relajación para estimular la calma psicológica y física. El entrenamiento autógeno consiste en ralentizar y controlar la respiración mientras se enseña al cuerpo a responder a instrucciones verbales. Por ejemplo, puedes centrarte en una parte concreta de tu cuerpo y provocar intencionadamente la sensación de calor y relajación. Empezarás a sentir un cambio y una profunda sensación de tranquilidad. Suele hacerse con un practicante, pero una vez que aprendes las técnicas, también puedes experimentar de forma independiente. Aquí cómo hacerlo.

- **Uno.** Siéntate derecho, reclinado o acostado en la posición que te resulte más cómoda.
- **Dos.** Comienza a introducir verbalmente algunas de las sensaciones que deseas experimentar y repite estas señales en silencio. Por ejemplo, estoy completamente tranquilo (dilo verbalmente una vez). Me pesa el brazo izquierdo (repítelo seis veces). Estoy completamente tranquilo (dígalo una vez). Mi brazo izquierdo está caliente (repítelo seis veces). Estoy completamente tranquilo (dilo una vez). Mi corazón late con calma y regularidad (seis veces). Estoy completamente tranquilo (dilo una vez). Mi corazón late con calma y regularidad (seis veces). Estoy completamente tranquilo (dilo

una vez). Mi respiración es tranquila y regular... me respira (seis veces). Estoy completamente tranquilo (decirlo una vez).

- **Tres.** Sal de la relajación diciendo verbalmente: "Brazos firmes - Respira profundamente - Abre los ojos". A continuación, sigue esas instrucciones.

Puedes alternar diferentes sensaciones mientras practicas esta técnica. Puedes inducir pesadez, calor, práctica del corazón (llamando la atención a los latidos del corazón, práctica de la respiración (centrarse en la respiración), práctica abdominal (centrarse en las sensaciones abdominales) y práctica de la cabeza (centrarse en el frescor de la frente).

#4: Relajación asistida por biofeedback:

La relajación asistida por biorretroalimentación implica el uso de dispositivos electrónicos para medir diferentes funciones corporales como la temperatura de la piel, el pulso o la tensión de los músculos. El objetivo es ayudarte a controlar o relajar una parte específica de su cuerpo. Esta técnica requiere que coloques sensores en la parte específica de tu cuerpo mientras relajas ese grupo de músculos y que luego los monitorees y tomes medidas. Esta información te ayuda a saber qué zonas debes relajar y en cuáles debes concentrarte más. En la mayoría de los casos, este tipo de técnica se realiza en una clínica de terapia especializada, pero puedes comprar una máquina portátil si quieres probarla en casa. No obstante, te advierto que debes consultarle a tu profesional sanitario antes de invertir en el equipo para asegurarte de que su uso es seguro y de que tu cuerpo puede soportar un experimento de este tipo.

#5: Imágenes guiadas:

Esta técnica de relajación consiste en sustituir los sentimientos negativos o estresantes por la visualización de escenarios agradables y tranquilizadores que desencadenan las sensaciones correspondientes. Supongamos que se te da bien por naturaleza soñar despierto o imaginar cosas. En ese caso, esto debería ser fácil de practicar, pero si todo lo que ves cuando cierras los ojos es un abismo interminable de oscuridad aterradora, entonces considera la posibilidad de conseguir algunas meditaciones guiadas o pedir a tu terapeuta que te ayude en la imaginación guiada. Aquí tienes tres sencillos pasos para probar por tu cuenta.

- **Uno.** Acuéstate (o siéntate) en una posición cómoda y cierra los ojos.
- **Segundo.** Trae a la mente un entorno relajante, ya sea de tu memoria o de algo que hayas visto en una película que realmente te haya gustado. Lo mejor sería que lo hicieras a partir de una experiencia de primera mano, ya que eso te permitiría recordar las sensaciones y los elementos de ese entorno. Pon en marcha tus cinco sentidos y fíjate en lo que ves, hueles, oyes, saboreas y tocas.
- **Tres.** Mantén esta visualización todo el tiempo que necesites para sentir el cambio interior y recuerda respirar profundamente mientras te concentras en aumentar la calma que te aporta este ejercicio.

EL CAMBIO DE ESTILO DE VIDA DESEMPEÑA UN PAPEL IMPORTANTE EN LA LUCHA CONTRA LA ANSIEDAD

Deepak Chopra enseña que la ansiedad es la pandemia más común en nuestra civilización, y se produce porque anticipamos el dolor en el futuro. Lo que esto implica para nosotros es que cuanto más entrenemos nuestra mente para estar presente, más fácil será gestionar la ansiedad. Pero hay algo más que estar presente. También tenemos que evaluar en profundidad los hábitos y el estilo de vida actuales, ya que pueden empeorar nuestra ansiedad, independientemente del esfuerzo que hagamos para ser más conscientes. Aunque el consejo estándar es buscar tratamiento de inmediato, no olvidemos la importancia de llevar un estilo de vida saludable y holístico. Eso también incluye tener un buen equilibrio entre el trabajo y la vida privada. El estilo de vida incluye el ejercicio, la nutrición, las relaciones, el tiempo en la naturaleza, la gestión del estrés, el ocio y la relajación, el servicio a los demás y el desarrollo espiritual o religioso. Profundizaremos en cada una de estas áreas en la sección tres de este libro, pero por ahora, tómate un momento para analizar estas áreas tal y como están las cosas. ¿Sientes que llevas un estilo de vida saludable? ¿Están prosperando todas las áreas? ¿Qué te gustaría cambiar?

LAS ESTRATEGIAS A LARGO PLAZO VIENEN ACOMPAÑADAS DE OBJETIVOS A LARGO PLAZO

Si quieres que tu recuperación sea agradable y exitosa, tendrás que establecer algunos objetivos a largo plazo que apoyen tus estrategias de recuperación. Trabajar con un buen terapeuta suele significar que también recibes orientación para establecer objetivos, pero si piensas hacerlo sin un terapeuta, aquí tienes una excelente fórmula para establecer objetivos que te permitirá hacer un seguimiento del progreso. Se conoce como S.M.A.R.T, que es un acrónimo de Specific Measurable Attainable Realistic Time-bound (técnica de fijación de objetivos específicos, medibles, realistas y con límite de tiempo).

Para que sea práctica, piensa en un objetivo deseable que te gustaría experimentar. Por ejemplo, si tienes problemas de ansiedad social, puedes empezar con el objetivo de hacer siete nuevos amigos este año. Ese objetivo es específico (has elegido siete amigos). Es medible, alcanzable, realista y tiene un plazo (has decidido hacerlo en 12 meses). Un objetivo poco realista sería no volver a tener un ataque de pánico. Esa forma de pensar en blanco y negro te predispone al fracaso. Crea una presión innecesaria porque, incluso después de la curación y la recuperación, puedes experimentar periódicamente algunos síntomas y manejarlos antes de que se te vayan de las manos. Así que en lugar de crear objetivos que añadan presión y aumenten tu estrés de forma negativa, utiliza esta técnica en un objetivo que sepas que te emocionará.

En primer lugar, quiero que identifiques ese objetivo. ¿Qué te gustaría cambiar con respecto a tu ansiedad? Escríbelo en tu diario o documento de Google y sé específico. Si tienes varios objetivos, distribúyelos de manera que tengas objetivos a corto, medio y largo plazo que estén todos alineados. Por cierto, si te sientes un poco ansioso por el objetivo, incluso asustado, es perfectamente normal.

Ahora es el momento de utilizar tu imaginación de forma productiva. Sé creativo con ella y no te preocupes todavía por cómo hacerlo.

El segundo paso, una vez que el objetivo está claro, es dividirlo en trozos digeribles. Sabes que no podrás ir del punto A al B en un instante, así que necesitamos algunos mini-objetivos en el camino. Permítanme ilustrar esto con la historia de Jenny.

Jenny ha vivido con ansiedad desde los dieciséis años. Siempre tuvo problemas para rendir bien en los exámenes y, a pesar de ser generalmente una buena estudiante, el pánico era la reacción típica durante cualquier prueba o control de rendimiento. Cuando entró en el mundo laboral y las responsabilidades aumentaron, experimentó desde un trastorno de ansiedad general al interactuar con su jefe hasta ataques de pánico totales. Cuanto más aumentaba la presión, más frecuentes eran los ataques.

Después de buscar orientación profesional, Jenny estaba finalmente dispuesta a trabajar en sí misma y se apuntó a un tratamiento de terapia conversacional. Pero no se quedó ahí. Jenny también decidió darse a sí misma la sensación de control creando un objetivo S.M.A.R.T para asegurarse de recuperar el control de su vida. El principal objetivo deseable para Jenny era reducir la frecuencia e intensidad de sus ataques. Quería llegar a un punto en el que no la tomaran desprevenida. Así que, para concretar, intentó controlar frecuencia e intensidad de sus ataques de pánico. Para que esto fuera medible, decidió hacer un seguimiento diario de su estado de ánimo. En diferentes momentos del día, hacía una pausa de un minuto para calificar su nivel de ansiedad en una escala de 0 a 10 (siendo 10 el pánico total). Se comprometió a realizar estos ejercicios tres veces al día y a registrar diligentemente las respuestas en su teléfono. Esto debía continuar durante doce meses, al final de los cuales Jenny quería haber reducido gradualmente la frecuencia al menos a la mitad, lo que significaba que si en el primer mes tenía un ataque dos veces a la semana, al final del año quería que fuera una vez a la semana. Eso le parecía muy realista y alcanzable.

Como puedes ver, al crear una estructura en torno a su plan de tratamiento, establecer un objetivo que se sintiera alcanzable y hacer un seguimiento del progreso, la ansiedad se volvió más manejable para Jenny. Lo mejor de todo es que, aunque los primeros doce meses no mostraron una gran mejora, al final del segundo año, sólo sufría un ataque al mes. Al continuar con este proceso de fijación de objetivos, llegó a un punto en el que un mes entero no registraba calificaciones de 10 ni ataques.

Ese es el camino que hay que recorrer. Hace falta valor y requiere un compromiso. Dividirlo en pasos diarios ayuda mucho, así que si el enfoque de Jenny te resulta familiar, no dudes en tomarlo prestado.

La tercera cosa que debes hacer antes de poner en marcha tus actividades diarias para avanzar hacia el objetivo es identificar los obstáculos que pueden interponerse en el camino. Siempre habrá retos que superar. Si puedes identificarlos y prepararte para esos obstáculos, es probable que los afrontes sin demasiado esfuerzo. Por ejemplo, si te fijas en la historia de Jenny, ella se comprometió a hacer un control de un minuto tres veces al día y a registrar todo en su teléfono inteligente. Esto se debe a que se dio cuenta de que odia llevar registro, pero no le importa grabar con la voz pequeñas notas desde su teléfono. Además, eligió un sistema de registro diario que le supusiera una resistencia mínima y le garantizara la constancia. ¿Qué obstáculos se interponen en tu camino? ¿Es algo técnico? ¿Puedes encontrar alguna solución?

Otra cosa que quiero señalar aquí es que la consistencia es clave. Sea cual sea el objetivo que persigas, asegúrate de que esas actividades están programadas para que puedas crear una rutina para ti. Por ejemplo, si necesitas hacer ejercicio, hazlo a la misma hora cada día o cada semana. Si tienes que grabar el pensamiento como Jenny, hazlo a la misma hora todos los días. Pon la alarma para que te lo recuerde si es necesario.

POR QUÉ ES NECESARIA LA MOTIVACIÓN

A veces, incluso salir de la cama parece imposible. ¿Cómo es posible establecer y alcanzar objetivos si ducharse es una hazaña de la que parece carecer la fuerza de voluntad? Es cierto que los trastornos mentales suelen disminuir el interés por muchas de las actividades que de otro modo realizaríamos. Por ejemplo, alguien con un trastorno de ansiedad social puede fijarse el objetivo de hacer siete nuevos amigos en doce meses. Aun así, si nunca cumple con el compromiso de conocer gente nueva, no importa lo perfectamente planificados que estén sus objetivos S.M.A.R.T. La falta de motivación puede ser un gran obstáculo para alcanzar sus objetivos, así que si la idea de pasar a la acción te parece abrumadora, espera un momento. Respira profundamente y reconoce que esto te parece enorme. Recuérdate que no se trata de ser perfecto o de hacerlo bien todo el tiempo. En lugar de eso, se trata de dar pequeños pasos hacia adelante sin importar los tropiezos.

¿Has visto alguna vez a un bebé aprender a caminar? No tiene nada de elegante, pero es adorable, y todos animamos y elogiamos a ese bebé por cada pequeño paso. Lo mejor sería que en esta época reconozcas cada pequeño paso que des. Si el objetivo es hacer ejercicio tres veces a la semana en tu gimnasio local durante cuarenta y cinco minutos y sólo consigues treinta minutos al día, eso es mejor que perderse el entrenamiento. Si el ejercicio de sentadillas requiere 20 repeticiones y llegas hasta las 15, no pienses que eres un fracaso. Agradece y enorgullécete de poder hacer 15 y pasa al siguiente ejercicio del programa. Mañana conseguirás hacer 16 repeticiones y, antes de que te des cuenta, con 20 repeticiones no tendrás ganas de desmayarte. La clave para encontrar esa motivación para las cosas que parecen imposibles es conectar con tu porqué.

¿Por qué eliges hacer esto? ¿Y por qué crees que hay tanta resistencia? ¿Es porque quieres evitar la incomodidad? ¿Dudas de ti mismo? ¿Has perdido la esperanza de curarte? Cuanto más puedas entender la emoción negativa que te impulsa, más fácil será revertir esa emoción porque incluso podrías darte una charla de ánimo. Por ejemplo, si sientes que lo has intentado todo, pero nada funciona, entonces podrías decirte a ti mismo: "Nunca lo he intentado en este orden o utilizando esta técnica. Además, no importa que no haya funcionado las últimas diez veces porque sólo necesito que funcione una vez, y estaré en camino de recuperarme". A veces, una charla de ánimo y un recordatorio de por qué quieres curarte es todo lo que necesitas para aportar algo de motivación.

Conoce a Dave y Lucy

Dave, un directivo de 37 años, pasaba por un momento difícil en el trabajo. Había empezado su carrera con mucha ambición y planeaba ser uno de los mejores en su campo. Hasta ahora, las cosas parecían ir por buen camino, pero hace unos nueve meses, Dave sintió que se quedaba sin aire mientras asistía a una reunión. Su ritmo cardíaco aumentó considerablemente, se le secaron la garganta y la boca, y empezó a sudar profusamente. Aunque era un día frío con nubes que cubrían el cielo, tuvo la sensación de que alguien estaba aumentando considerablemente la temperatura de la sala. Se sentía como si estuviera sentado en una sauna mientras estaba completamente vestido. "¿Quién en su sano juicio aumentaría la temperatura en la sala de juntas, y por qué todos los demás estaban aparentemente tranquilos y normales?" se preguntó Dave.

Mientras intentaba prestar atención a la presentación, la mente de Dave no dejaba de divagar y preocuparse por lo que estaba experimentando y por cómo podía excusarse de la reunión sin dar lugar a preocupaciones. Temía lo que pensaran sus compañeros y su jefe. Dave quería proteger la imagen aparentemente perfecta que tenían de él. Después de todo, había pasado años trabajando duro en esa imagen y, sin embargo, estaba sentado sintiendo que estaba a punto de desmayarse o, peor aún, de morir.

Después de ese momento traumático, Dave empezó a temer las reuniones, sobre todo porque no se había dado cuenta de que sufría ansiedad (más concretamente, de que había sufrido un ataque de pánico). Cada semana intentaba inventar alguna excusa poco convincente para no tener que volver a enfrentarse a esa experiencia. Las cosas no hicieron más que empeorar, ya que empezó a dejar pasar oportunidades de hacer presentaciones por miedo a meter la pata o a reactivar esa misma sensación. No pasó mucho tiempo antes de que la gente se diera cuenta, y su carrera empezó a deteriorarse. Perdió un par de ascensos y, de repente, cayó en la cuenta de que estaba perdiendo el rumbo.

Dave se guardó todo para sí mismo durante meses. Se preocupaba constantemente por cómo se sentía, lo que se convirtió en un trastorno de ansiedad generalizada. Su confianza se hundió. Desde el momento en que abría los ojos, Dave se sentía estresado y ansioso. Su mujer y sus amigos le aconsejaron que "lo superara". Le decían que simplemente se preocupaba demasiado, y aunque su intención era buena, nada de eso ayudaba.

Por otro lado, Lucy sólo tenía 28 años cuando se convenció de que estaba muy enferma. Sentía toda una serie de sensaciones extrañas a diario y no conseguía averiguar por qué. Su médico tampoco parecía saberlo. "Tienes buena salud, Lucy. Vete a casa y deja de preocuparte tanto" era la respuesta habitual después de cada visita al hospital. Una y otra vez, escuchaba la misma respuesta. Lucy decidió pedir una segunda opinión en el hospital, y aun así, no se descubrió nada nuevo. Un par de veces, Lucy acabó llamando a una ambulancia porque estaba convencida de que su corazón la abandonaba. Fue entonces cuando los médicos le diagnosticaron finalmente ansiedad. El médico que la atendía dijo que estaba demasiado estresada y que necesitaba relajarse más. A Lucy le recetaron antidepresivos, pero se negó a tomarlos porque creía que no le servirían de nada, ya que no sufría depresión.

La incertidumbre de no saber qué la aquejaba ni cómo tratar ese problema que ella sabía que existía la mantenía continuamente ansiosa, lo que sólo empeoraba las cosas. Afortunadamente, Lucy era una luchadora, así que decidió emprender su propia búsqueda y buscar respuestas en otro lugar. Fue entonces cuando recurrió a Internet, donde encontró historias de personas que estaban enfermas y presentaban los mismos síntomas que ella.

Descubrir que no estaba sola y que definitivamente no estaba loca fue un gran alivio. Pero eso no la ayudó a mejorar. Cada semana la ansiedad aumentaba de forma agresiva. Su "enfermedad" era lo único en lo que Lucy podía pensar, y empezó a pesar sobre su salud física y sus relaciones. Su novio intentaba tranquilizarla y apoyarla, pero ya nada funcionaba. Los ataques de pánico aumentaban en frecuencia e intensidad. A veces cenaba con su novio y, de repente, se sentía como si se estuviera muriendo, incapaz de moverse. La vida de Lucy se le fue de las manos y se pareció más a un espectáculo circense de fenómenos cuando todo empezó a desmoronarse ante ella. Las cosas que antes le gustaban hacer, como conducir, ir de excursión o ir de picnic los fines de semana, se volvieron imposibles.

Las consecuencias de la ansiedad limitaron seriamente tanto a Dave como a Lucy. Intentaron sobrellevarlo e incluso ocultarlo durante un tiempo, pero finalmente, les pasó factura en su vida. Gracias a Internet, conectaron conmigo a través de contenidos y enseñanzas y aprendieron todas las técnicas del libro. Aunque fue difícil comenzar el camino de la recuperación, una de las formas en que cada una de estas personas pudo comprometerse con su camino y sus objetivos de tratamiento se debió al hecho de que les animé a reconectar con su "por qué". Para Dave, su gran razón era la recuperación de su familia. Como marido y padre, sentía que era primordial que volviera a encarrilar su vida. Incluso cuando no era cómodo, la motivación necesaria para esforzarse provenía de su amor y dedicación a su familia.

Por otro lado, Lucy luchaba mucho para sentirse lo suficientemente motivada para ejecutar sus objetivos de salud. Algunos días le costaba salir del pijama. A menudo tenía una larga lista de razones para no pasar a la acción. Entonces se dio cuenta de que, a menos que encontrara una forma de salir de esto, siempre estaría estancada. Deseaba comenzar su propio negocio y casarse con su novio. Nada de eso sucedería a menos que completara su tratamiento y se comprometiera a alcanzar sus objetivos de salud. Cuando conectó sus deseos de negocio y matrimonio con el trabajo diario de recuperación mental, la motivación creció y se dio cuenta de que podía dar pequeños pasos diarios para curarse de su ansiedad.

Ahora bien, probablemente haya una voz negativa en ti que diga: *"Claro, pero mi caso es diferente. Probablemente nunca voy a mejorar. Esto no va a funcionar para mí. Nunca lo hace. Ya lo he intentado muchas veces".* Permíteme recordarte que está bien tener esa voz de la duda, ya que sólo intenta protegerte. Lo que debes hacer es anular compasivamente esa sugerencia. Considérala como lo que realmente es: una advertencia amistosa. En realidad, tu ansiedad está causada en parte por esa voz de la duda demasiado cautelosa, así que una vez que la escuches, reconoce que no estás luchando contra sus ideas, sino simplemente explorando otras posibilidades. ¿Y si esta vez sí funciona? ¿Y si no estás preparado para sanar? ¿Y si tu deseo de tener [rellena el espacio en blanco] es el gran motivo que faltaba en tu vida? Quizás ahora sea el momento. Creo que es tu momento. ¿Lo crees?

11

CÓMO ENCONTRAR EL TERAPEUTA QUE MEJOR SE ADAPTE A TUS NECESIDADES Y QUE REALMENTE TE AYUDE. (SI LO NECESITAS, POR SUPUESTO)

Los trastornos de ansiedad pueden ser tratados por una amplia gama de profesionales de la salud, como psicólogos, psiquiatras, trabajadores sociales clínicos y enfermeras psiquiátricas. Pero, ¿cómo saber cuál es el adecuado para ti? ¿Todo el mundo necesita acudir a un terapeuta?

En primer lugar, permítame aclarar que no todo el mundo necesita un terapeuta para curarse de los trastornos de ansiedad, pero la mayoría sí. Dado que cada caso es único y diferente, dejaré esa elección en tus manos porque sólo tú sabes dónde estás y hasta qué punto es práctico para ti hacerlo por tu cuenta sin orientación profesional. En el caso de que decidas invertir en un terapeuta, aquí tienes algunas cosas que debes tener en cuenta.

#1: Tienes que elegir un terapeuta que sea adecuado para ti.

Eso incluye elegir el género, la edad y la apariencia con la que más resuenes. No estoy diciendo que busques modelos o terapeutas atractivos, sino que encuentres a alguien que te haga sentir tranquilo, seguro, comprendido y alguien con quien disfrutes. Al fin y al cabo, se trata de una relación con la que tendrás que comprometerte. Así que, si te das cuenta de que funcionas mejor con médicos o médicas en general, ve a por ello.

#2: Elige a alguien que te valore como persona y te trate como a un igual. Tiene que haber esa conexión humana y empatía en todo momento; de lo contrario, no acabará bien.

#3: Escoge un terapeuta que sea afín, fácilmente accesible y alguien que creas que te ayudará a crecer y actuará como la guía que tanto necesitas. Encontrar ese "ajuste correcto" en este caso es muy importante porque se trata de alguien que está calificado médicamente para caminar contigo a través de este desafío y alguien que te ayudará a transformarte de este tú actual al nuevo tú que anhelas. Puedes pensar en ello como una oruga que se convierte en mariposa. Ese proceso no va a ser fácil, pero con la guía adecuada, se llevará a cabo con éxito, y la vida no volverá a ser la misma. ¿Tu terapeuta te da la sensación de que es la persona adecuada para esta búsqueda? Si la respuesta no es un sí rotundo, entonces tienes que seguir buscando.

LA CONEXIÓN LO ES TODO.

A la hora de elegir a tu terapeuta, lo primero y más importante es sentir una conexión entre tú y él/ella. Tiene que haber cierta compenetración y confianza antes de comprometerse con el tratamiento. Una buena manera de sentirte lo suficientemente seguro para hacerlo es identificar tus preferencias y relacionarlas con tus posibles terapeutas. Por tanto, no tengas miedo de entrevistar a todos los que estén de acuerdo. Conoce a la persona mediante una llamada telefónica o en persona antes de tomar tu decisión. Durante la entrevista, tendrás que tener una serie de preguntas para asegurarte de que sacas el máximo provecho de la interacción. Aquí tienes algunas:

- ¿Está especializado en el tratamiento de los trastornos de ansiedad?
- ¿Cómo se aborda el tratamiento de un caso como el mío?
- ¿Cuánto tiempo estima que tardaré en sentirme mejor?
- ¿Qué suele hacer si un paciente no se siente mejor en un plazo habitual?
- ¿Cómo puedo ayudar en mi recuperación?
- ¿Por qué eligió ser terapeuta?
- ¿Qué títulos y formación tiene?
- ¿Estás ahora o has estado alguna vez en terapia?
- ¿Sigues alguna fe en particular? (esto es especialmente útil si la religión y la espiritualidad te importan)

ACORDAR UN OBJETIVO Y UN MÉTODO

Una vez que hayas elegido a tu terapeuta ideal, lo siguiente es establecer una estrecha alianza basada en una visión acordada con los correspondientes objetivos S.M.A.R.T. para que ambos colaboren. Deben estar en la misma página cuando se trata de su objetivo final.

Un buen terapeuta deseará acordar cómo progresará la terapia y cómo pueden trabajar juntos para alcanzar sus objetivos. Sin embargo, depende de ti presentarte preparado para participar. Si ya tienes identificados tus objetivos y sabes qué tratamiento prefieres, trabaja sólo con un terapeuta que te entienda. Otra opción es que acudas a uno con el que sientas una conexión, y juntos podrán establecer el objetivo correcto y elegir el método de tratamiento adecuado.

En cuanto a las técnicas de tratamiento, existen numerosas formas de curar los trastornos mentales. Algunos tipos comunes son:

- **Terapia cognitiva o cognitivo-conductual:** Es una forma de terapia conversacional que se centra en establecer conexiones entre los pensamientos, la conducta y los sentimientos.

- **Terapia centrada en el cliente:** Se trata de una forma no directiva de terapia conversacional que hace hincapié en la consideración incondicional positiva.

- **Terapia existencial:** Esta técnica se centra en el libre albedrío y autodeterminación más que en los síntomas.

- **Terapia psicoanalítica o psicodinámica:** Esta forma de tratamiento se centra en entrar en contacto con los sentimientos dolorosos de la mente inconsciente y trabajar con ellos.

- **Terapia Gestalt:** Esta técnica se centra en las experiencias del "aquí y ahora".

Es esencial considerar qué tratamiento se ajusta a ti en función del enfoque y la orientación que desees. Por ejemplo, si crees que hay una motivación inconsciente para tu ansiedad, quizá quieras acudir a alguien que te ofrezca una terapia de tratamiento psicodinámico. Si vas a trabajar con tu familia y no sólo con tus problemas de ansiedad, entonces quizá sea mejor un terapeuta de sistemas orientado a la familia. Si lo que te interesa es cambiar los patrones de pensamiento porque crees que haciendo eso cambiará tu vida, entonces el tratamiento de terapia cognitiva será probablemente el mejor. Si no tienes ni idea de qué orientación prefieres, coméntalo con tu terapeuta durante el proceso de la entrevista o en la primera sesión de terapia para que ambos puedan acordar el método que mejor te parezca.

¿IMPORTAN LAS CERTIFICACIONES?

La educación formal de un terapeuta es esencial, pero lo más importante para el éxito de tu tratamiento es si confías en él o ella. ¿Te sientes seguro y comprendido? ¿Tu terapeuta está aprendiendo y mejorando continuamente sus conocimientos y las últimas investigaciones sobre tu trastorno específico? Estas son las cosas que tendrán un impacto directo en tu tratamiento y relación. Para que quede claro, no estoy diciendo que no debas comprobar su título y sus certificaciones. Hazlo sin duda, pero al mismo tiempo, escucha tu intuición. No debería bastar con conformarse con un terapeuta sólo porque tenga treinta años de experiencia y trabaje con famosos.

LA PRIMERA VEZ QUE SE REÚNEN, ESTO ES LO QUE DEBES ESPERAR

La primera reunión con el terapeuta será similar a las citas con el médico. Suele consistir en firmar formularios, sentarte en la sala de espera y esperar a que alguien te llame por su nombre. Por supuesto, si se trata de una consulta a domicilio, la experiencia puede ser un poco más informal. Algunos de los formularios que probablemente rellenarás son la información del seguro, el historial médico (incluida cualquier medicación actual), un formulario de cesión de registros, un cuestionario sobre tus síntomas, un acuerdo de servicios entre el terapeuta y el paciente y formularios HIPPA. En algunos casos, es posible que rellenes parte de este papeleo antes de la primera sesión.

¿En qué consiste la primera sesión?

La primera sesión suele ser diferente de las visitas futuras, ya que es la primera vez que se sientan en persona para conocerse y hacerse una idea de cómo proceder. Las visitas futuras suelen seguir un enfoque más sistemático centrado en el tratamiento en sí, pero en esta primera hay que cubrir mucho terreno. Es probable que el terapeuta te pregunte cuáles son sus síntomas, qué te ha llevado a la terapia y otras cuestiones relacionadas con tu infancia, tu educación, tus relaciones y tu vida en general.

También es aquí donde se pueden discutir los objetivos, las opciones de tratamiento y la duración del mismo. Si hay ciertos protocolos que se van a emplear, él o ella se lo hará saber, pero no dudes en plantear cualquier preocupación y obtener claridad sobre cómo funcionará esta relación.

Dependiendo de tu problema y del método elegido, el tratamiento puede durar unas pocas sesiones, varias semanas o varios años. Puede ser una buena idea acordar un plazo concreto, e incluso puede pedir la opinión del terapeuta sobre el tiempo que cree que tardará en sentirse mejor, pero entiende que no hay una respuesta fija. Cada paciente es diferente, así que, en el mejor de los casos, obtendrás una estimación. Pero al menos te da un objetivo y un punto de referencia.

Si pagas a través del seguro, la duración del tratamiento es aún más importante porque algunas compañías de seguros sólo cubren un número determinado de sesiones en un año determinado, por lo que tendrán que tener en cuenta esa restricción a la hora de formular un plan de acción.

Lo último que quiero que confirmen durante esta primera sesión es acordar el método que se empleará para tratar tu ansiedad. Dada la diversidad de la terapia, ambos deben acordar un enfoque basado en las opciones que compartí anteriormente. Tu terapeuta debe sentirse lo suficientemente seguro y experimentado como para guiarte a través de ese método específico. Si carece de experiencia o de formación en ese método concreto, te aconsejo que busques a otro porque es posible que no obtengas los mejores resultados forzando su funcionamiento.

III

HACER QUE EL NUEVO ESTILO DE VIDA SEA DURADERO

12

¿TE SERVIRÁN TODOS LOS PASOS DE LA GUÍA?

Has llegado a la última sección del libro, en la que la personalización y la puesta en práctica del camino de recuperación elegido es el objetivo principal. Ha habido mucha información, estrategias y sugerencias sobre cómo abordar y gestionar tu ansiedad. Incluso hablamos de la posibilidad de trabajar con un terapeuta y de cómo elegir uno bueno.

Una cosa que debes tener en cuenta es que tú y yo respondemos de forma diferente. Por lo tanto, un tratamiento puede funcionar mejor para ti que para mí. Y si eliges un tratamiento concreto y no da los resultados que deseas, prueba a añadir otro. Crea combinaciones que tengan sentido para ti, porque no pasa nada si las reglas estándar de recuperación no se aplican a tu caso particular. Lo que importa es que te adaptes a tu programa de curación y lo modifiques según sea necesario hasta alcanzar el objetivo. También quiero que recuerdes un par de factores importantes a medida que avanzas en el proceso de tratamiento.

La primera y más importante es que tu intención debe ser trabajar con la ansiedad, no contra ella. Steven Hayes, profesor de Psicología Clínica en la Universidad de Nevada en Reno y hombre que ha experimentado su buena dosis de ataques de pánico, afirma que debemos ser siempre más autocompasivos y aceptantes durante este proceso. Hayes es el fundador de la Terapia de Aceptación y Compromiso (ACT), que se centra en la aceptación y la observación neutral y sin juicios de valor de los pensamientos negativos. Gracias a esta no resistencia, podemos entrar más fácilmente en el momento presente y dejar de ver la ansiedad como el enemigo. Cuanto más se convierta la ansiedad en el enemigo, más se enfrentará el cuerpo a sí mismo. Por lo tanto, siempre que surja el sentimiento de que te equivocas o te rompes, haz una pausa y trae un poco de compasión al momento. Reconoce que un aspecto de ti tiene miedo genuino y crónico, y que lo correcto no es negarlo o apartarlo, sino acercarlo y tratarlo con cierta dignidad.

Tienes que recordar que necesitas pasar más tiempo haciendo cosas que te hagan sentir bien. ¿Sabes con qué disfrutas? ¿Qué libera de forma natural esas hormonas del bienestar? Te ayudaría si te obsesionaras con este autodescubrimiento porque esos son los pequeños detalles que harán que tu tratamiento y tu recuperación sean agradables y, en última instancia, exitosos. Te daré un esquema completo de cómo hacer un cambio de estilo de vida, pero a menos que las actividades reales sean divertidas y se sientan bien para ti, no serán sostenibles ni producirán grandes resultados. Así que, si lo tuyo es el yoga o el pilates, eso debería convertirse en tu entrenamiento principal.

¿HE ELEGIDO BIEN?

Tal vez te preguntes eso sobre muchas cosas, entre ellas si este libro ha merecido la pena la inversión. Es normal que necesites esa seguridad adicional de que vas por el buen camino y de que has tomado la decisión correcta. Al leer hasta aquí este libro, ya puedo decir que eres bueno para tomar las decisiones correctas porque ahora tienes conocimientos que quizás te faltaban o no estaban claros antes de empezar este libro. Y si también te has anotado a un tratamiento o has elegido finalmente trabajar con un terapeuta, eso también es lo correcto para ti. Si a veces empiezas a cuestionarte si está funcionando durante la recuperación, considera revisar tu diario o simplemente pensar en cómo eran las cosas unos meses o años antes.

El periodo de recuperación es diferente para cada persona. Pueden pasar varios meses o años antes de que te sientas completamente cómodo en tu propia piel y más consciente y en control de tus emociones. Eso no significa que las cosas no cambien en el ínterin. Cada día es un paso hacia ese objetivo final, y los mini-logros se sumarán y crearán un efecto de bola de nieve. Por ejemplo, si, gracias a la lectura de este libro, ahora empiezas tu rutina personalizada por la mañana y a la hora de acostarte, eso ya es un signo de recuperación. Mientras sigas avanzando, verás progresos y resultados.

Si, como resultado de la lectura de este libro, te sientes lo suficiente-mente valiente como para empezar a enfrentarte a tus miedos, a tus sentimientos y si sientes que crece un sentimiento de esperanza en tu interior, entonces ya has empezado a hacer el cambio. Y el hecho de que hayas conseguido este libro, para empezar, es un claro ejemplo de que has empezado a quererte y a invertir en ti mismo.

¡TRABAJAR EN ELLO!

Es importante que te des el tiempo necesario que tu mente y tu cuerpo necesitan para que los cambios sean permanentes. Aunque te inscribas a una terapia de conversación, las sesiones más breves para los trastornos menos graves requieren varias semanas y al menos ocho sesiones. Esto debería ayudarte a darte cuenta de que necesitas un tiempo amplio y que, de hecho, cuanto más complejo sea su trastorno, más paciencia tendrás que ejercitar. No presiones indebidamente a tu cuerpo para que se mueva más rápido de lo que puede. Mientras hagas un seguimiento y veas pequeñas mejoras, recuérdate que te estás curando.

Michelle comparte cómo aprendió a desarrollar la autocompasión y la paciencia para su curación, ya que tardó doce años en lograr un cambio significativo. Primero le diagnosticaron un trastorno de ataques de pánico que se convirtió en ansiedad social, agorafobia y depresión clínica grave. En su punto más bajo, se aisló de todo el mundo y empezó a tener pensamientos suicidas. Había perdido toda esperanza y no creía que hubiera una salida. Sin embargo, doce años después, dice que apenas se reconoce a sí misma cuando se mira en el espejo, ya que es una mujer totalmente diferente. Todo ese pánico inútil se ha eliminado de su vida. Le encanta pasar tiempo con los amigos y la familia, tiene su propio negocio y le gusta viajar mucho.

Ahora Michelle tiene aficiones, se toma vacaciones y le encanta probar nuevas experiencias.

Una lección clave de Michelle es su comprensión de que el pánico, la ansiedad y la depresión pueden ser grandes maestros. Nos obligan a tener el coraje que nunca supimos que había dentro de nosotros, y nos exigen desarrollar una mayor compasión, empatía, aceptación y paciencia, primero para nosotros mismos y luego para los demás. Pero uno no puede curarse o recuperarse de la ansiedad a menos que esté dispuesto a afrontar y sentir sus propios sentimientos, dándoles tiempo para procesarlos. Ese "tiempo" es fundamental porque es también cuando se produce la recuperación. Según Michelle, la evasión y la impaciencia en realidad mantienen vivo el ciclo del miedo. Eso inhibe cualquier progreso.

Por lo tanto, algo que no puedes permitirte es impacientarte o establecer expectativas poco realistas sobre tu recuperación. Al igual que Michelle, debes ver tu recuperación como una búsqueda de autodescubrimiento y amor propio. No te limites a leer este libro para marcar una casilla o satisfacer tu curiosidad. Comprométete plenamente, sin condiciones ni aprensiones, confiando en que la recuperación será inevitable al permitir a tu cuerpo y a tu mente procesar esas emociones dolorosas y oscuras. Necesitas desarrollar esta autoconfianza en tu poderosa capacidad para restaurar tu calidad de vida hasta donde deseas que esté, de modo que al continuar con tu tratamiento, no sea una cuestión de si funcionará o no, sino una declaración de que, a su debido tiempo, el nuevo éxito es inevitable.

13

ACEPTAR DE VERDAD TUS PENSAMIENTOS Y EMOCIONES SOBRE LA ANSIEDAD PUEDE AYUDARTE A LIDIAR CON ELLOS DE FORMA MUCHO MÁS EFICAZ (LA VERDADERA ACEPTACIÓN ES DIFERENTE A LO QUE PIENSAS)

Un poeta del siglo XIII llamado Rumi comparó las emociones (alegría, depresión, etc.) con visitantes inesperados. Su consejo era dejarlas entrar riendo. Tiene sentido, pero es más fácil decirlo que hacerlo. Solemos ocultar, negar o reprimir nuestras emociones, especialmente las negativas. Tendemos a enterrar sentimientos intensos como la ira y el resentimiento y a suprimir o negar la soledad. En una época cultural que está a favor del positivismo, la presión para ser "feliz" y "positivo" todo el tiempo puede ser abrumadora para algunos de nosotros. La mayoría de nosotros intentamos enmascarar o camuflar lo que sentimos y, por desgracia, eso sólo empeora nuestro estado. Piensa en cuántas personas se sentirían cómodas entrando en su oficina y compartiendo abiertamente con sus colegas que están luchando actualmente contra un trastorno mental. Lo más probable es que muy pocos se sientan lo suficientemente seguros como para compartirlo abiertamente. Los trastornos mentales están muy estigmatizados y avergonzados, por lo que aceptar la propia condición y esas emociones negativas se convierte en un reto. Sin embargo, la invitación es a encontrar una forma de practicar la aceptación y cambiar la forma en que pensamos sobre el trastorno de ansiedad en primer lugar.

La mayoría de las personas asumen que la aceptación consiste en hacer que esté bien estar enfermo e impotente. Que se trata de resignarse a una vida de disfunción y miedo constante. Eso no es aceptación; ¡es una derrota!

La verdadera aceptación implica estar presente con la emoción y tu estado actual de malestar y ansiedad sin juzgar. No se trata de negar que tienes el problema ni de creer que no hay esperanza para ti. Por el contrario, se trata de reconocer que sigues vivo y que, a pesar de la situación actual, puedes y vas a mejorar. Así pues, siéntate con tus sentimientos y tómalos como lo que son: ¡sentimientos negativos! Pero como todas las emociones y estados incómodos, también pasarán, y serás más fuerte y mejor por haber vivido esa experiencia.

Hace unos años, cuando Brett Ford (profesora de psicología de la Universidad de Toronto) aún era estudiante de doctorado en la Universidad de California, Berkeley, ella y tres compañeros investigadores de Berkeley idearon un estudio en tres partes en el que intentaban analizar la aceptación y por qué funciona. Sus resultados se publicaron en el Journal of Personality and Social Psychology. Según sus conclusiones, la magia de la aceptación radica en su efecto de atenuación de las reacciones emocionales a los acontecimientos estresantes. En otras palabras, aceptar las emociones oscuras, como la rabia, la ansiedad o la desesperanza, no te deprimirá ni amplificará la experiencia emocional. Tampoco te hará feliz (al menos no directamente), así que te deja en este lugar neutral que podría ser mejor para tu salud mental.

LOS EFECTOS NEGATIVOS DE LA ANSIEDAD Y LOS ATAQUES DE PÁNICO

Los trastornos de ansiedad de cualquier tipo son una imaginación malograda que desencadena miedo y estrés crónicos. Nada bueno puede surgir de tal estado. Cuando se trata del impacto que tiene en tu vida vivir con un trastorno de este tipo, la lista es larga y afecta a algo más que a tu capacidad para relacionarte con los demás. Hablemos de algunos de los efectos de largo alcance que la ansiedad crónica y los ataques de pánico pueden tener en ti.

Sistema inmunológico bajo:

¿Te has dado cuenta de que cuando estás estresado y ansioso es más fácil "contagiarse algo"? Esto se debe a que cuando la ansiedad se acumula, el sistema inmunitario se apaga. Al fin y al cabo, el cuerpo está bajo presión. Eso hace que al cuerpo le resulte difícil luchar contra las enfermedades y las infecciones víricas, por lo que te vuelves muy vulnerable a cualquier cosa que esté en el aire.

Aumento de peso:

La mayoría de nosotros comemos más cuando estamos estresados y ansiosos, así que no es de extrañar que nuestro peso fluctúe a medida que las cosas empeoran. También está el hecho de que el cerebro inunda el cuerpo con hormonas de adrenalina y cortisol, lo que hace que la mayoría de nosotros busque alimentos dulces reconfortantes como el helado, la tarta y el chocolate. Sin embargo, la subida y posterior bajada de los niveles de azúcar en sangre nos llevará de nuevo a un antojo constante de alimentos salados y azucarados. Esta interminable montaña rusa puede conducir fácilmente al aumento de peso e incluso a la obesidad si no se controla.

Trastornos gastrointestinales:

Cuanto más se acumula la ansiedad, más difícil es mantener el estómago en calma. Para muchos de nosotros, el primer síntoma de que algo se está acumulando suelen ser las mariposas en el estómago. La preocupación constante y los ataques de ansiedad pueden crear problemas digestivos crónicos y problemas excretores (dolores de estómago, hinchazón, calambres abdominales, diarrea, síndrome del intestino irritable, vómitos, etc.).

Problemas respiratorios:

Cuando te pones ansioso, tu respiración se vuelve corta, superficial y rápida. El patrón de respiración se vuelve errático y suele experimentar mareos, sensaciones de hormigueo y, a veces, entumecimiento de manos y pies. Algunas personas incluso se desmayan debido a este desequilibrio entre el oxígeno inhalado y el dióxido de carbono exhalado. Pero incluso si no te desmayas, esta experiencia de falta de aire es muy incómoda. En el caso de las personas con problemas respiratorios preexistentes, como el asma, la situación puede empeorar. Los pacientes que padecen inflamación de las vías respiratorias o enfermedad pulmonar obstructiva crónica (EPOC) suelen acabar en urgencias cada vez que sufren un ataque de pánico o una acumulación de ansiedad porque su sistema no puede manejar ese desequilibrio. Por lo tanto, se hace aún más necesario mantener la ansiedad y el estrés bajo control cuando se tienen problemas respiratorios.

Enfermedades del corazón:

Las palpitaciones del corazón y los patrones de respiración rápida son comunes durante un ataque de pánico. Por desgracia, si persisten y aumentan su frecuencia, este estado exacerbado puede provocar hipertensión arterial y problemas coronarios como enfermedades del corazón o infarto.

Pérdida de memoria:

La mayoría de las personas que sufren ansiedad crónica dicen tener problemas para recordar cosas. Parece que olvidan información importante, citas, etc. Esto se debe a que el trastorno de ansiedad generalizada a veces puede afectar a la memoria a corto plazo. Si esto sucede con regularidad o te das cuenta de que tienes problemas para recordar o para seguir el ritmo de tu agitada agenda, puede ser un efecto secundario de la ansiedad. Por desgracia, olvidar cosas puede afectar a tu rendimiento en el trabajo o en la escuela, lo que te hace sentir más ansioso y te hace caer más profundamente en ese pozo de desesperación.

AFRONTARLO DE FRENTE. EVITARLO NO ES LA RESPUESTA.

Hay un culpable del que a pocos nos gusta hablar porque tiende a despertar sentimientos equivocados y a agitar lo mismo que intentamos curar, pero hay que decirlo. ¿Has oído hablar alguna vez del afrontamiento por evasión? El afrontamiento por evasión consiste en cambiar tu comportamiento para evitar pensar, sentir o hacer algo difícil. Por ejemplo, ¿alguna vez has dicho "no" a una invitación de alguien que te importa (un amigo o un familiar) a pesar de que querías ir a ese evento/fiesta y mostrar tu apoyo? Aun así, ¿te acobardaste porque sabías que no habría nadie más con quien te llevarías bien, y la idea de ser juzgado por extraños te hacía sentir ansioso? O quizás hayas tenido un momento tenso en la oficina con un compañero de trabajo. Pero en lugar de tener esa difícil conversación para resolver el problema y expresar tu frustración, te pasas toda la semana haciendo lo posible por evitarlos. Incluso puedes pedir un turno diferente si es posible sólo para evitar verlos o pensar en ellos. Aquí hay una más de la que he sido culpable varias veces en el pasado. Solía creer que mis relaciones estaban condenadas por mi ansiedad. Y cada vez que me metía en una relación, nunca terminaba bien y no duraba mucho. La razón principal de la ruptura de mis relaciones siempre se basaba en algún conflicto no resuelto que yo no quería tener. Sentía que no tenía el estómago para hacerlo, así que en lugar de quedarme para tratar de resolver las cosas, a menudo enviaba un mensaje de texto o dejaba un mensaje de voz diciendo a la otra persona que se había terminado, y le deseaba lo mejor. La mayoría de las veces, esto provocaba que mi ex tuviera un arrebato emocional que sólo me hacía sentir peor. Al principio, me costó darme cuenta de que era yo quien tenía el problema. No podía ver que estaba utilizando comportamientos de evasión, así que, mientras lees esto, quizá quieras tomarte un momento para reflexionar sobre tus relaciones y sobre cómo afrontas el estrés. ¿Sueles dejar las cosas para más tarde cuando algo te resulta difícil?

¿Evitas discutir o afrontar los problemas? Toma nota de los acontecimientos o situaciones en los que has recurrido a la evasión para darte cuenta de que algo tiene que cambiar.

El afrontamiento por evasión es muy poco saludable para nosotros y, de hecho, sólo exacerba la ansiedad. Seguro que nos sentimos bien al evitar pensar o hacer algo en ese momento, pero las consecuencias suelen ser mucho más estresantes. Confiar en esto como estrategia para aliviar el estrés puede irse de las manos y crear más estrés. Así que lo que quiero que hagas es que abandones este mecanismo de afrontamiento y que, en su lugar, formes hábitos saludables que construyan resiliencia.

Lo que tienes que hacer es dar pequeños pasos para hacer cambios en tu comportamiento. Aquí tienes un paso sencillo que puedes dar.

La próxima vez que te des cuenta de que has optado por evitar enfrentarte a una situación porque te preocupa desencadenar tu ansiedad, haz una pausa y analiza tus opciones. Puedes optar por poner en práctica opciones de afrontamiento activo en lugar de esa dañina estrategia de afrontamiento por evasión. Hay dos tipos de opciones de afrontamiento activo que puedes elegir: Afrontamiento activo-conductual, que aborda el problema directamente. Afrontamiento activo-cognitivo, que implica cambiar la forma de pensar sobre el factor estresante.

Así, piensa en el asunto en cuestión y ve si puedes replantear tus pensamientos e identificar recursos de los que no te habías dado cuenta. Tal vez puedas reconocer beneficios ocultos en la situación que no habías notado a primera vista. ¿Es posible abordar el problema desde un punto de vista mental que no incluya la evasión? ¿Existen estrategias que puedas utilizar activamente y que impliquen hacer algo diferente para afectar positivamente a tu situación?

Volviendo a los ejemplos anteriores que compartí de diferentes escenarios, en lugar de limitarte a decir "No" a la invitación por miedo a ser juzgado por los demás, hazle saber a tu amigo/familiar que estás nervioso por asistir a esa fiesta o evento. Comparte que te gustaría apoyarles, pero que la idea de quedarte solo en un lugar donde no conocerías a nadie más te produce un gran malestar. Pregúntale a la persona si puede ayudar a facilitar las cosas presentándote a algunos de los otros asistentes o si podría darte algunas tareas prácticas específicas que te harían sentirte menos solo y más a gusto.

En caso de conflicto con un compañero de trabajo, en lugar de evitarlo, haz un plan para hablar con la persona y reconocer que te sientes ansioso. Incluso puedes hacerles saber que esto no es fácil para ti al principio de la discusión. Como parte de tu plan, decide un lugar neutral para hablar que te haga sentir cómodo y, si es necesario, consigue la ayuda de otra persona (jefe o colega) para que haga de mediador, dependiendo de la gravedad del asunto. También te sugiero que incluyas un plan de autocuidado para recompensarte (darte un capricho) después de haber hecho con éxito este atrevimiento de enfrentarte a tu miedo.

En mi caso, cuando me di cuenta de que era culpable de afrontar la evasión, empecé a identificar las situaciones en las que eso ocurría. Inmediatamente acudía a mi diario para escribir lo que había hecho y cómo me gustaría hacer las cosas de forma diferente. En algunos casos, me di cuenta de que todavía tenía la oportunidad de actuar y arreglar las cosas. Luego, me tocaría seguir con algún esfuerzo. Pero incluso cuando no era capaz de "arreglar" mi error, seguía escribiendo mis emociones y cómo haría las cosas de forma diferente. Esto me dio esa sensación de alivio y la capacidad de enfrentarme a mis miedos, aunque sea en papel. Así, en lugar de escapar de las cosas, fui mejorando poco a poco y afrontándolas de frente.

LÁGRIMAS DE ESPERANZA (TEARS OF HOPE)

En 1998 se puso en marcha un movimiento conocido como psicología positiva (PP), que rápidamente cobró impulso en la psicología contemporánea. Como todo, ha habido una especie de madurez, ya que la gente busca algo más general, que no se centre sólo en ser positivo todo el tiempo. Ahí es donde entra en juego la segunda ola de la psicología positiva, que promete ser más equilibrada e inclusiva. En teoría, la PP 2.0 reconoce que es indefendible, desde el punto de vista científico y de la experiencia, centrarse únicamente en las emociones positivas, los rasgos positivos y las instituciones positivas. Esto es algo muy bueno para nosotros, ¿sabes por qué? Porque para las personas que se enfrentan a trastornos mentales, esta idea de ser positivo todo el tiempo sólo empeora las cosas. No podemos desconectar la ansiedad y, desde luego, no podemos sentirnos felices cuando no lo somos. Entonces, ¿dónde nos deja eso?

Esta segunda ola pretende darnos una respuesta. Esencialmente, hace que podamos reconocer e incluso aceptar nuestros sentimientos oscuros e indeseables. Así que en lugar de sentarte en el sofá aborreciéndote a ti mismo por tener pensamientos oscuros e intrusivos que te hacen querer meterte en un agujero en el suelo, la PP 2.0 dice que está bien. Siéntate con tus emociones oscuras e incómodas y llora si es necesario, pero recuérdate que está bien. Tú estás bien. No te pasa nada por tener emociones negativas. Observa cómo tu mente recoge las emociones negativas y te las sirve en bandeja. Date cuenta de que, aunque no tengas acceso a pensamientos y emociones felices como los de la utopía, siguen estando en el menú y, con el tiempo, también podrás vislumbrar eso. Pero por ahora, simplemente acéptate tal y como eres y siéntete orgulloso de notar y ser consciente de estas emociones perturbadoras. Piensa en el escenario que podría haberte llevado a este lugar indeseable. ¿Es la falta de sueño? ¿Estabas pensando en un contratiempo o en una experiencia problemática que ha sucedido? ¿Es demasiado estrés? ¿Tienes algún tipo de problema? Por lo general, hay un desencadenante que hace que este estado negativo se ponga en marcha. Cuanto más puedas identificar esos desencadenantes, mejor. Pero incluso si no puedes recordar lo que te desencadenó, el hecho de que estés aquí sentado con tu negatividad y te sientas incómodo es suficiente para empezar a practicar el PP 2.0. ¿Cómo se hace esto?

Cómo manejar las emociones negativas sin resistirse a ellas:

Recuerda que lo que resistes persiste. Queremos que tengas una forma saludable de afrontar y procesar las emociones negativas y los pensamientos intrusivos que se presentan. Para ello, vamos a emplear una técnica mnemotécnica que está ganando popularidad en todo el mundo por su eficacia.

Una investigadora llamada Ceri Sims publicó la mnemotecnia "TEARS HOPE" en una revista titulada "Second Wave Positive Psychology Coaching with Difficult Emotions" que puedes poner en práctica cada vez que aparezcan emociones negativas. Así es como funciona este método.

T (enseñar y aprender): Se trata de mejorar tu autoconciencia y el conocimiento de tu conexión mente-cuerpo. El objetivo es aprender cómo responden tu cuerpo y tu mente al estrés y por qué tienes ataques de pánico. Siempre hay una razón de peso detrás, y es esencial entenderla.

E (Expresar y posibilitar las experiencias sensoriales y corporales): Sé curioso y permanece consciente de todo lo que tu cuerpo está experimentando. Observa todas las sensaciones y acepta lo que aparezca sin juzgarlo ni resistirlo. *Por ejemplo, cuando mi ritmo cardíaco aumenta y mi estómago se tensa con nudos, simplemente respiro profundamente, dejo de hacer lo que esté haciendo y me repito que está bien. Sea lo que sea lo que venga, siento mi cuerpo y simplemente me subo a la ola. Esto crea un gran confort para mi cerebro.*

A (Acepta y hazte amigo): La intención aquí es aceptar cualquier emoción o sensación que estés teniendo: practica la autocompasión y la tolerancia a esa frustración y malestar.

R (Reevaluar y replantear): Aquí es donde utilizas tu método preferido de técnica terapéutica para ayudarte a ver la perspectiva amplia de las cosas. Quieres replantear tus pensamientos y cambiar tu punto de vista sobre los acontecimientos que están teniendo lugar. Los enfoques cognitivo-conductuales pueden ser excelentes para este paso.

S (Apoyo social): Aquí es donde te involucras en una práctica que te permitirá encontrar la calma y practicar la bondad amorosa. Podrías hacer una meditación de bondad amorosa que ampliará tu sentido de conexión contigo mismo y con los demás.

H (bienestar hedónico o felicidad): Aquí es donde cambias tu enfoque hacia los recuerdos felices, las historias de éxito y todos los aspectos positivos de tu vida. ¿Por qué? Porque las investigaciones demuestran que es muy beneficioso mantener una proporción de 3:1 de emociones positivas frente a las negativas. En la práctica, tendrías que aumentar la cantidad de tiempo que pasas sintiéndote auténticamente bien. Por lo tanto, cuando tengas esa sensación de bienestar, asegúrate de aprovecharla el mayor tiempo posible.

O (Observar): Aquí es donde practicas el no juicio en tu vida. De nuevo, la meditación y otras prácticas de atención plena pueden integrarse aquí.

P (Fisiología): Aquí se integran técnicas de respiración, relajación y ejercicios de autocuidado.

E (Eudaimonia): Se trata de un antiguo término griego que puede traducirse vagamente como florecimiento humano y felicidad. En este contexto, su propósito es animarte a tener metas hacia las que te dirijas. Metas que te emocionen y te entusiasmen y que te permitan llevar una vida más auténtica que te llene.

Convierte lo negativo en positivo (yo pude hacerlo, ahora te toca a ti):

La ansiedad por sí misma no es buena ni mala, en mi opinión. Es principalmente la relación que tenemos con ella lo que determina cómo impacta en nuestro estilo de vida. Para demostrarlo, quiero compartir la historia de una compañera de la comunidad llamada Rosie.

De niña, Rosie era muy extrovertida. Estudió ballet y claqué, se unió al coro del colegio e incluso actuó en obras de teatro. Rosie disfrutaba siendo el centro de atención, y eso le gustaba. Otros niños se quejaban de los nervios previos al espectáculo cuando se preparaban para una gran actuación, y Rosie nunca entendía por qué. Sentirse nerviosa era algo extraño para ella. Un día, algo cambió. De repente, como si se tratara de un interruptor, Rosie se sintió tensa, asustada y con miedo a hablar delante de sus compañeros (sólo había 20 niños en la sala). ¿Qué ocurrió? Experimentó un acontecimiento clave que activó su ansiedad. En febrero de 2001, una compañera de clase le vomitó encima mientras iban en el autobús escolar. Como cualquier otro niño, ¡le dio asco! Aunque se sintió humillada e incapaz de controlar el incidente, no pensó mucho en ello hasta el día siguiente, cuando sintió miedo de subir al autobús o incluso de ir al colegio. La idea de ver la cara de su amiga después de aquel suceso le producía náuseas, y durante los tres días siguientes no salió de casa. Sus padres trataron de ser comprensivos y le permitieron tomarse un tiempo para procesar sus emociones. Ella seguía insistiendo en que ir a la escuela la pondría enferma, así que la dejaron tranquila hasta que, finalmente, la obligaron a volver. Una vez que volvió, las cosas ya no eran normales. Empezó a acudir a su orientador escolar para evitar cualquier situación que la pusiera nerviosa. Estas visitas se hicieron tan frecuentes que se alertó a sus padres y se aconsejó a Rosie que empezara a ver al psicólogo del colegio. Sus padres hicieron todo lo posible por apoyarla y animarla. A pesar de su voluntad de acudir a cada visita, no se producía ninguna mejora, por lo que el médico sugirió una medicación. Los padres se negaron obstinadamente, ya que les preocupaba que esto sólo condujera a una adicción a largo plazo y a un mayor daño para su pequeña.

La vida cotidiana siguió siendo un reto para Rosie. Poco después, abandonó todas sus actividades extraescolares y se volvió invisible durante las actividades de clase. Su nivel de compromiso, tanto en casa como en la escuela, disminuyó considerablemente. En ese momento, los padres decidieron contratar a un terapeuta para que les ayudara a mantener la ansiedad a raya. El tratamiento sugerido por el terapeuta pareció ayudar a Rosie a mantener sus clases, pero su vida social nunca se recuperó. Rosie se convirtió en una reclusa y pasó la mayor parte de sus últimos años de adolescencia lidiando con ataques de depresión y pasando de un terapeuta a otro. Cuando llegó a los veinte, sus padres habían invertido una fortuna en su bienestar y finalmente encontraron un terapeuta que pudo enseñarle a Rosie algunos mecanismos de afrontamiento sanos, entre ellos, rituales nocturnos que incluían la meditación, el diario y el seguimiento del pensamiento y la práctica de no juzgar. Rosie dice que su madre ha sido una fuerte influencia en su recuperación porque nunca perdió la esperanza y siempre la animó.

Con los años, su ansiedad evolucionó e incluyó un comportamiento obsesivo-compulsivo, agorafobia, ansiedad social y ataques de depresión. Rosie llegó a un punto en el que sólo salía de casa para ir al colegio y al hospital. La idea de volar, viajar en autobús o socializar la destrozaba. Incluso siendo universitaria, se pasaba el día agonizando por cosas de las que las chicas normales se burlarían y pasaba todo su tiempo libre encerrada en su habitación o llorando en el regazo de su madre. Con el tiempo, se esforzó por vencer sus miedos y su ansiedad, y una vez que encontró mis materiales y se unió a nuestra comunidad de apoyo, ha podido recuperar su vida. La última vez que lo hizo fue durante su segundo viaje a través del Atlántico, que no requirió ninguna medicación (aunque todavía le gusta llevar algo de Xanax por si acaso). Han pasado 14 años desde ese momento desencadenante, y aunque el viaje de Rosie no ha sido un camino de rosas, es la prueba viviente de que es posible recuperar el control de tu vida. Ha necesitado varios terapeutas, mucha experimentación y esfuerzo por su parte, por no mencionar el apoyo de su familia. Y se siente segura de que los próximos 14 años estarán llenos de aventuras y libertad.

Yo siento lo mismo, y mi relación con la ansiedad ha cambiado enormemente. No puedo decir que nunca tendré otro ataque de pánico, pero puedo asegurar que manejaré lo que venga. He hecho las paces con el hecho de que el momento presente y mis emociones son todo lo que puedo controlar en última instancia. Por lo tanto, dejo el futuro donde está y confío en que tengo suficientes herramientas, estrategias de afrontamiento curativas y una sólida creencia en mí mismo para manejar cualquier cosa, incluido otro ataque de ansiedad. Hasta ahora, mi racha de días sin ansiedad sigue reinando, ¡y saboreo cada minuto!

¿TE GUSTARÍA ADOPTAR UNA NUEVA FORMA DE VER LA ANSIEDAD, PARA QUE SALGAS SINTIÉNDOTE EMPODERADO?

Considera verlo como un mecanismo de protección. Como un mensaje de tu cerebro y cuerpo. Observa cuándo aparece e intenta comprender las señales y los mensajes que se envían. El estrés y el miedo, que suelen desencadenar la ansiedad, son mecanismos de protección. Al igual que el instinto de lucha o huida, la ansiedad puede ser un mensaje de tu cuerpo que te hace saber que estás cerca de un peligro. Independientemente de que ese peligro sea emocional o físico, real o imaginario, las señales son precisas y nunca debes ignorarlas ni juzgarlas como algo malo. La forma en que decidas ver tu ansiedad determinará la rapidez con la que puedas curarte. Si la ves como un villano, básicamente estarás en guerra con tu propio cuerpo. En lugar de convertirla en el villano, mira a ver si puedes "hacer equipo" para resolver el problema subyacente y real.

14

LO QUE LOS "GRANDES ESPIRITUALES" COMO BUDA PUEDEN ENSEÑARTE SOBRE CURAR TU ANSIEDAD (SIN TENER QUE SER RELIGIOSO O ESPIRITUAL, ¡SI NO QUIERES SERLO!)

Durante mucho tiempo, pensé que las enfermedades mentales eran algo que experimentaban los que estaban rotos de alguna manera. Por supuesto, eso dice mucho de cómo me veía a mí mismo. A través de la educación personal y el aumento de mi conciencia sobre la fe, la religión y la espiritualidad, me he dado cuenta de que muchas personas aprenden a vivir con los trastornos mentales e incluso a superarlos. A veces, esas personas son líderes religiosos y espirituales muy respetados. Por eso incluyo esto como uno de los últimos capítulos del libro. El budismo está conectado de muchas maneras con casi cualquier práctica espiritual o religiosa que se me ocurra, lo que lo hace ideal tanto si quieres añadirlo a una tradición existente como si es una práctica independiente.

Tal vez nunca hayas considerado que la espiritualidad o la religión tengan valor. Tal vez lo hayas dejado porque te parecía mal pretender ser una persona de fe, mientras luchabas con una enfermedad mental. Conocí a una mujer que me dijo que se sentía muy pecadora por su diagnóstico de depresión y pensó que también debía dejar de ir a la iglesia cada semana porque a Dios no le gustan los pecadores.

No sé cuál es tu posición respecto a la fe, la iglesia, la religión o incluso la espiritualidad y, francamente, no importa. Lo que sí importa es que desarrolles una creencia personal en ti mismo y en tu capacidad para sanar. La forma de llegar a ella será única para ti. Pero espero que puedas extraer algunas lecciones inspiradoras y perspicaces de la lectura de cómo figuras mundiales como Buda y personas menos conocidas como Jude Demers han encontrado la paz a través del budismo.

¿Quién es Jude Demers? Es una budista practicante que vive con una enfermedad mental. Demers dice: "El budismo es conocido como la ciencia de la mente". Me gusta esa definición porque nos sitúa de lleno en el terreno del descubrimiento personal. Al practicar el budismo no como una religión, sino como un estilo de vida, te conviertes en el "científico" de tu propia mente y de tu vida, experimentando para ver qué te funciona. A medida que desarrollas y entrenas tu mente, la paz interior se convierte en una realidad. Eso es lo que hemos venido a descubrir: cómo encontrar la paz. Sabemos que a medida que tu mente encuentra la paz, tu ansiedad y tus miedos se disolverán en la nada. Entonces, ¿por dónde se empieza?

ENCONTRAR LA PAZ INTERIOR

La paz puede definirse de muchas maneras, dependiendo de tu fuente. Yo voy a definirla en términos generales como el estado que experimentas cuando lo que dices, piensas, sientes y haces está alineado. Eso sólo puede ocurrir cuando te vuelves fiel a ti mismo y empiezas a llevar una vida auténtica. La mayoría de las personas se sorprenden cuando les digo que dejen de buscar un interruptor mágico que elimine todo el malestar, los sentimientos negativos, las situaciones desagradables y el estrés de la vida. La paz no será tuya porque vivas en un mundo perfecto; sólo puede ser tuya cuando te conviertas en un maestro de tu mente.

Cuanto más te alinees con tus valores y vivas de acuerdo con ellos, más fácil será empezar a hacer este cambio. La paz es dinámica y requiere valor si quieres vivir en paz a diario, semanalmente y mensualmente.

La forma principal de entrenamiento mental es la meditación. Los estudios científicos demuestran que la meditación puede reducir la ansiedad cuando se practica a lo largo del tiempo, ya que se aprende a ver los pensamientos y las emociones negativas desde una perspectiva diferente. En lugar de dejar que los pensamientos te molesten y te roben la paz, puedes aprender a reconocer y liberar los pensamientos improductivos. Por cierto, no tienes que sentarte en posición de loto durante horas cada día para practicar la meditación. La respiración profunda, el yoga y los cánticos son formas poderosas de practicar la meditación y la atención plena. Cualquier método que funcione para llevarte a ese estado de nirvana (el estado mental de paz y felicidad) es el que debes considerar implementar.

La cuestión es la siguiente. Has pasado una cantidad significativa de tiempo viviendo en la realidad de los pensamientos y sentimientos negativos. La turbulencia que experimentas es real. Practicar la meditación en el budismo no consiste en negar eso, sino en trascender de ese punto de vista a uno nuevo y más liberador. Si eres una persona más religiosa, también puedes utilizar la meditación como una forma de oración para recibir los mismos beneficios.

Desde la perspectiva budista, la causa fundamental de todo el sufrimiento es que no nos tomamos el tiempo suficiente, mediante la oración y la meditación, para llegar a conocernos a nosotros mismos, es decir, nuestra verdadera naturaleza y nuestra mente iluminada de "Buda". Veamos si podemos ayudarte a dar un paso en la dirección correcta al final de este capítulo.

SUPERAR EL MIEDO DESCUBRIENDO SU ORIGEN

Una de las grandes enseñanzas que uno puede aprender del budismo es que nuestro sufrimiento y nuestros miedos generalmente provienen de nuestra impermanencia y de la impermanencia de todas las cosas. Piénsalo por un momento. Hay mucho miedo en torno a la muerte, a perder a nuestros seres queridos, a perder nuestras preciadas posesiones materiales, etc. Tenemos miedo de perder nuestro trabajo, una operación bursátil o una guerra en curso y, sobre todo, tenemos mucho miedo de fracasar. Ese miedo al fracaso surge de la creencia de ser indigno y no lo suficientemente bueno. A pesar de los miedos que atormentan tu mente, descubrir el origen es la forma más rápida de domar esa voz de la ansiedad.

Puedes descubrir su origen a través del camino de la autoindagación (introspección) o de la práctica de mirar hacia dentro, que suele formar parte del budismo. Por ejemplo, supón que el miedo a la muerte es el origen de tu ansiedad. Si tienes el valor suficiente para mirarlo con valentía, pronto te darás cuenta de que hay otra forma más sana de pensar en la muerte. Podrías hacerte la siguiente pregunta: "Si todo muere y cambia, ¿qué es lo que realmente existe? ¿Hay algo detrás de las apariencias? ¿Hay algo de lo que pueda depender que sí sobreviva a la muerte?".

Si pudieras dedicar tiempo a la contemplación de este tipo de preguntas, notarías un cambio en tu forma de verlo todo. Dejar de lado este miedo te parecerá más natural porque verás que evitar el ciclo natural de la vida en realidad va en contra de tu propia naturaleza. A medida que descubras la verdad sobre este miedo en particular, se producirá la recuperación. En esencia, lo que tenemos que hacer para activar la curación en nuestras mentes es observar con atención plena, estar completamente presentes con lo que está ahí, y aceptar. Ahí es donde tiene lugar la transformación.

TUS PENSAMIENTOS NEGATIVOS NO TE DEFINEN

¿Has notado que hay un parloteo continuo las 24 horas del día en tu mente? Si es así, ¿qué tono posee? ¿Te da poder o te lo quita? Recuerdo la primera vez que fui consciente de mi diálogo interior. Me asustaba que toda esa charla negativa se mantuviera sin que yo fuera consciente de ello.

Entraba en un restaurante o en una cafetería y buscaba el lugar más oscuro y apartado, y me dirigía a mi asiento sin dejar de fijarme en la gente que me miraba como si fuera un bicho raro perdido. Todo ese duro juicio que aparentemente se posaba en los rostros de los desconocidos, en realidad, se había gestado primero en mi mente a través de mi diálogo interior. La historia que me contaba a mí mismo era la que creía mi ego. *Soy un fracaso en todo. La gente piensa que soy estúpido y raro. Estoy atrapado en esta enfermedad. Nunca tendré éxito ni encontraré el amor.* Y así sucesivamente. ¿Qué hice? Nada, porque no tenía la suficiente conciencia para darme cuenta de que sólo era una historia. Muchos de nosotros hemos vivido la "historia" de ser enfermos mentales durante tanto tiempo que ni siquiera sabemos que es una historia inventada. Podrías empezar a contar la historia de "estoy sano y curado", pero tu ego se burlaría y diría que eres ridículo porque está muy acostumbrado a contar la historia de la enfermedad. Apuesto a que a lo largo de este libro has tenido muchos momentos en los que ese diálogo interior se ha apoderado de ti y te ha desanimado o te ha dicho cosas como: *"esto no puede funcionar para ti; ya has probado estas estrategias antes. Qué desperdicio de dinero al comprar este libro".*

Ese diálogo interior ha sido el modelo por el que vive tu ego, y a menos que hagas algo para cambiar esa historia, ninguna cantidad de medicación, terapia de conversación o cambios en el estilo de vida te dará la vida de tus sueños. El diálogo interior automático es algo real, y es hora de que prestes atención a lo que te dices a ti mismo. Un amigo mío me contó que hace poco se sorprendió a sí mismo reproduciendo una escena en su mente de haber sido rechazado en una entrevista de trabajo para algo para lo que se sentía muy cualificado. Había una vocecita en el fondo de su cabeza que le decía: *"nunca conseguirás el trabajo; no estás lo suficientemente capacitado"*. Ese proceso desalentador le causó mucha ansiedad y agotamiento mental. Habría desencadenado un ataque de pánico en toda regla si no hubiera sido lo suficientemente rápido para captar su discurso interior.

A veces, el diálogo interior ni siquiera está dirigido a ti. Puede estar centrado en juzgar a otras personas, en comentar lo que ocurre, en discutir internamente con lo que sabes o no sabes, y en muchas otras cosas. Estas actividades pueden convertirse rápidamente en desencadenantes de tus ataques de ansiedad y pánico.

El budismo tiene enseñanzas sobre cómo manejar este diálogo interior. Implica llegar a un lugar de autoobservación para percibir con conciencia y claridad estas conversaciones y darse cuenta de que no somos nuestros pensamientos. El verdadero yo (quien realmente eres) no es el ego o la mente donde tiene lugar este diálogo interior. A través de una mayor autoconciencia, puedes aprender a desprenderte de todos los procesos y actividades mentales de la mente y simplemente observar.

Cómo empezar a convertir tu conversación interna en pensamientos más constructivos:

- Toma conciencia de la conversación que estás manteniendo y trata de observar con calma (como un investigador o un director de cine) la actividad de tu mente.

- Esfuérzate por mantener tu atención en lo que ocurre dentro de tu cabeza. Puede que te distraigas una y otra vez, pero haz lo posible por volver a observar hasta que puedas alcanzar ese punto de desapego (entre tú, tu actividad mental y tus pensamientos).

- Encuentra esa conversación perjudicial o inútil y cámbiala por algo más útil y significativo. Piensa que es como cambiar de una emisora de radio a otra. Sustituye el tema y las palabras por algo más agradable.

TÚ Y YO ESTAMOS CONECTADOS; NO ESTÁS SOLO

En la espiritualidad, entendemos que gran parte de nuestro sufrimiento se ve potenciado por la sensación de separación y de estar solos. Por eso, uno de los primeros pasos para sanar ese yo de la soledad es reconectarse con la vida y con los demás. Sorprendentemente, esto también puede aliviar la tensión y el nerviosismo que solemos sentir, especialmente si estamos convencidos de que nadie "nos entiende" o nos quiere. Hay que darse cuenta de que no se está solo. Todos hemos experimentado ese dolor debilitante de vivir con ansiedad, y aunque se manifiesta de forma diferente para cada uno de nosotros, todos compartimos ese dolor. Y los que hemos encontrado una forma de superar y reconstruir nuestras vidas seguimos conectados a ti y podemos estar ahí para ti si lo permites. Lo mismo ocurre con tus seres queridos. Si puedes encontrar una forma de conectar con aquellos que te importan profundamente, estén vivos o no, puedes aprender a aprovechar el mismo poder que enseñaron Buda y todos los demás grandes maestros espirituales. ¿Cómo se hace esto? Puedes sentarte a meditar con regularidad y conectarte con las personas que quieres y con las que, como yo, te apoyan y animan en todo el mundo. Concéntrate en tu respiración y lleva esa atención al momento. Imagínate rodeado de personas que te quieren. Siente que tocas el hombro de un ser querido que está a tu lado y le expresas tu amor, tu gratitud y tu compasión. Respira sabiendo que no estás solo, porque todos estamos juntos en esto. A medida que sanas y llevas tu mente a un estado de unidad, todos nos convertimos en mejores seres humanos y el mundo se convierte en un lugar más sano y brillante.

¿POR QUÉ ADOPTAR UN ENFOQUE MÁS ESPIRITUAL?

Aunque no es "necesario" volverse espiritual o religioso para recuperarse de la ansiedad, muchos de los que han optado por seguir este camino afirman que ha sido la mejor decisión que han tomado (yo incluido). ¿Por qué?

En primer lugar, hace que uno pase de un enfoque centrado en sí mismo y de esa sensación de estar solo a un estado de conexión. Si lo piensas, la ansiedad tiene su origen en el miedo y en pensamientos como *"No soy lo suficientemente bueno. ¿Qué me pasará? ¿Qué piensa la gente de mí? ¿Qué me pasa?"*, etc.

Observa que todos estos pensamientos están muy centrados en MÍ. Es un enfoque de la vida centrado en el ego que depende de que las circunstancias externas vayan bien. Cuando no lo hacen, que es al menos el 50% de las veces, aparece la ansiedad. El problema con esta forma de ser es que uno nunca puede obtener suficiente validación externa. Además, la vida está llena de condiciones positivas y adversas. Así que este enfoque sólo puede seguir recreando la causa de la desesperanza, el miedo y la ansiedad.

Cuando damos un giro a nuestra vida y buscamos soluciones espirituales, cambiamos nuestro enfoque hacia "algo más grande que nosotros mismos". Algunos pueden llamarlo Dios si son religiosos. Otros pueden conformarse con Propósito Superior, Poder Superior o Fuente. Cuando el enfoque se aleja del ego, la perspectiva cambia. Por ejemplo, nos damos cuenta de que la muerte nos ocurre a todos, y ocurre cada segundo de cada minuto. De hecho, cuando termine de escribir esta frase, al menos dos personas habrán fallecido en algún lugar de este mundo. También dejamos de intentar proteger y saciar el ego y empezamos a hacernos preguntas como *"¿cuál es mi propósito? ¿A quién puedo servir hoy? ¿Qué puedo hacer por otro para que sienta que no está solo? ¿Qué es lo que debo pensar y hacer en este momento? ¿Qué me enseña esta ansiedad sobre mí mismo?".*

Al conectarte con algo más grande que tú, te liberas de la esclavitud del yo-ego y de todos los miedos y neurosis auto-obsesivos que suelen acompañar a los pensamientos del ego. Las prácticas espirituales, como la meditación y la oración, pueden ayudarte a reconocer y separarte de las reacciones emocionales que suelen desencadenar el pánico. En esencia, aprendes a conectar con la parte de ti mismo que siempre está en calma, en paz y feliz. También aprendes a quererte tal y como eres, incluidos los aspectos oscuros de tu personalidad. Y cuando se trata de tu trastorno de ansiedad, digamos que es más fácil cambiar tu punto de vista y tus emociones en torno a tenerlo en primer lugar. Ese problema de salud se convierte en una oportunidad de crecimiento y expansión en lugar de un obstáculo. Empiezas a creer que nada va mal, y que te estás moviendo por la vida precisamente como tu alma la diseñó para que puedas expresar y descubrir más de lo que realmente eres. En lugar de sucumbir a la tortura de vivir con ansiedad, empiezas a levantarte más fuerte, mejor, más sabio y más compasivo que nunca porque ves tu vida a través de una lente diferente por primera vez en tu vida. No estoy abogando por ninguna religión o enfoque espiritual en particular. Cualquier cosa que funcione para ti está bien, siempre y cuando sientas en tu interior que algo más grande que tú te está llamando a una nueva experiencia. Y si la espiritualidad es tu camino, síguelo de todo corazón y confía en que tu propósito te guiará.

15

EL ÚNICO CONSEJO QUE TE CAMBIARÁ LA VIDA Y TE AYUDARÁ A MANTENER TU NUEVO ESTILO DE VIDA SIN ANSIEDAD. QUÉ HACER CUANDO LA ANSIEDAD VUELVA A APARECER

El camino de la recuperación vendrá con desafíos. Incluso después de terminar el tratamiento y de encontrarte con menos ataques de pánico y con días más productivos y llenos de alegría, no hay garantía de que no vuelvas a tener otra crisis de ansiedad. Esto puede sonar sombrío, pero en realidad es una buena noticia para ti, porque lo que implica es que no debes preocuparte por no volver a tener ansiedad. En lugar de ello, debes centrarte en tomar cada día a la vez, haciendo lo mejor que puedas para estar presente y controlar tus emociones. Por encima de todo, tienes que prepararte para el éxito desarrollando los hábitos adecuados y cultivando la mentalidad correcta.

Si hay una manera a prueba de balas de disfrutar de un estilo de vida sin ansiedad, debe ser el cultivo de la mentalidad correcta. Tu estado de ánimo determinará lo sano, feliz, productivo y pleno que seas. Eso incluye entrenar tu mente para que acepte y acoja todas las emociones, incluidas las negativas, sin apego. También se trata de desordenar tu mundo interior y exterior. Fíjate en tu espacio vital y de trabajo. ¿Cómo de sereno y organizado está? Observa tu diálogo interno y tu espacio mental. ¿Cómo de caóticas y desordenadas son las cosas? ¿Te estás exponiendo a noticias negativas, cotilleos y conversaciones poco útiles o lo estás alimentando con información rica, sana y próspera? Es vital que sigas analizando tu entorno interior y exterior para poder limpiar y desordenar todo lo que obstruye esa sensación de serenidad. En su libro *The Life-Changing Magic of Tidying Up*, de Marie Kondo, nos dice: "Céntrate en las cosas que quieres conservar, no en las que quieres eliminar". Por lo tanto, si consigues identificar lo que quieres seguir haciendo y empiezas a deshacerte de todo lo demás que no te apoya o no sirve para nada en tu vida, sentirás un cambio tremendo en tu salud emocional, mental y física.

EL MEJOR CONSEJO PARA MANTENER TU NUEVO ESTILO DE VIDA

Si hay un consejo que me gustaría que llevaras para el resto de tu vida, es este. No pasa nada por tener un contratiempo, porque los contratiempos no te convierten en un fracasado. No hay nada malo en ti si la ansiedad aparece un año después de haber curado tu trastorno mental. El único momento en el que se produce el fracaso es cuando renuncias a cuidar de tu salud mental. La mayoría de las personas asumen que sólo y siempre deben avanzar en su proceso de recuperación. Pero la vida nunca es tan blanca y negra. A veces puedes dar dos pasos hacia adelante y uno hacia atrás. Ese "retroceso" sigue siendo un progreso a mis ojos y nunca debe verse como algo negativo.

Reconoce que los pensamientos negativos automáticos (ANTs) sobrantes pueden estar jugando contigo, por lo que necesitas detenerlos tan pronto como te sorprendas a ti mismo y luego redirigir tu enfoque con calma y suavidad. Si tienes folletos de procesos de terapia que te han ayudado a lo largo de este proceso, ahora sería el mejor momento para poner en práctica algunos de esos ejercicios para conectarte con el momento presente. Incluso podrías decir algo tan sencillo como "¡Espera! No voy a ceder a mis pensamientos y emociones negativas. Llevo mucho tiempo sin ningún incidente y sé que mi cuerpo se está curando. Estos pensamientos son sólo mentiras irracionales que hacen que las cosas parezcan peores de lo que son. Sé que estaré bien pase lo que pase, y no pasa nada si ahora mismo no me siento bien. Seguiré estando bien. Elijo no bajar a la pocilga. Estoy cansado de revolcarme en el barro. Ya he pasado por eso. No necesito torturarme así. En su lugar, me "obligaré" a sentarme aquí, a abrazarme y a respirar". Por supuesto, es más fácil decirlo que hacerlo. A veces puedes necesitar un ejercicio más impactante para crear ese cambio, así que sólo tienes que estar presente y utilizar una de las herramientas de tu kit de angustia.

UN CONTRATIEMPO NO NOS HACE RETROCEDER, PERO ¿POR QUÉ LO TENEMOS?

A medida que avanzas en tu recuperación, tendrás una visión real del hecho de que tu antiguo yo sigue ahí, especialmente cuando esos pensamientos negativos automáticos sobrantes entran en acción. Y también te reencontrarás con el verdadero tú que quedó enterrado bajo todos tus síntomas. Tendrás días de total claridad, pensamiento agudo y libertad, y esa sensación de alegría y propósito que siempre has deseado te llenará. Un día, puede que te despiertes y sientas que vuelves al punto de partida. En esos días, todo se sentirá como una lucha, y podrías sentir que estás fallando, y que la recuperación no está sucediendo realmente. Cuando eso ocurra, debes recordar que tu mente y tu cuerpo pasan por ciclos, y que algunas estaciones serán más difíciles que otras. Cuando tu mente empiece a sentirse ruidosa, desapegada y nerviosa, mantente abierto a lo que aparezca. No te equivoques ni trates de manipular el momento, porque los contratiempos nos ocurren incluso a los mejores. Estoy convencido de que los contratiempos ocurren cuando se está produciendo una verdadera recuperación.

A medida que tu mente y tu cuerpo se reajustan y liberan viejas energías, las cosas sucederán. Tienes que entender que no hay una solución rápida ni un atajo para la recuperación, y que todo el mundo tarda el tiempo que necesita para recuperarse por completo. Cuanto más te resistas, luches e interfieras con el proceso natural de recuperación, más difícil será transformar tu salud y tu vida.

Piensa en lo que ocurre cuando alguien hace una desintoxicación o se somete a un ayuno físico. Al principio, todo se siente bien, pero llega a un punto en el que se siente horrible, y el cuerpo puede incluso sentirse enfermo y peor que antes. Este aparente retroceso es en realidad el punto de inflexión. Normalmente, la gente se rinde porque es demasiado difícil. Pero los pocos que siguen adelante y superan ese malestar siempre se encuentran en el otro lado, finalmente victoriosos. Al igual que el cuerpo necesita deshacerse de las toxinas antes de poder limpiarse y llenarse de energía, también lo hará tu mente. Lo mejor que puedes hacer es sobrellevar estas molestias y aparentes contratiempos confiando en que, una vez que pase la tormenta, serás más fuerte, mejor y estarás bien encaminado hacia ese nuevo estilo de vida.

Por lo tanto, no hay que preocuparse de por qué ocurren los contratiempos ni sentirse mal cuando no estás mentalmente en tu mejor momento. Lo que importa es que aceptes y comprendas tu proceso de curación. Los altibajos de la recuperación de la ansiedad son los procesos naturales de curación. No será un camino de rosas, y eso está bien.

Ben, a quien ayudé a recuperarse de los ataques de pánico, compartió este mensaje basado en su propia experiencia con los contratiempos, que podría darte el consuelo y la perspectiva necesarios.

"Los reveses siempre han sido una experiencia interesante para mí. Afortunadamente, no soy el único que se siente así. Mis reveses parecían destruir todo aquello por lo que había luchado. Salía del pozo y me despertaba una mañana para encontrarme con esa profunda sensación de temor, desesperación y pérdida. Los buenos tiempos a veces pueden parecer un engaño, y esa pequeña voz maligna a menudo susurra que la paz y la felicidad no pueden ser reales. Que la única realidad era la pesadilla de los ataques de ansiedad y pánico y todos los síntomas que los acompañan. Cuando tienes esos episodios, es fácil creer que nada mejorará nunca. En un nivel fundamental, ese fue uno de mis mayores obstáculos. Cambiar esa creencia de que estoy roto y que no hay esperanza para mí ha sido una tarea enorme. Creo que los expertos lo llaman una reacción negativa automática. De forma voluntaria, tenía muy poco poder para cambiar esa creencia.

Discutía con ella, intentaba leer las mismas cosas que antes me daban esperanza, sólo para caer de cabeza. En un momento dado, mi desesperación era tan grande que literalmente sentía que no había nada más que hacer que morir. Pero fue en ese momento cuando me di cuenta de que tenía dos opciones. Podía revolcarme en mi desesperación y esperar a morir, o podía levantarme y dar un paso adelante, aceptando plenamente el hecho de que estoy pasando una mala racha, pero mis emociones no son la totalidad de mi vida. Creo que ese fue mi punto de redención. Al reconocer la inutilidad de luchar con mis miedos, síntomas y pensamientos, empecé a vivir mi vida de forma íntegra independientemente de mi estado. Entonces empezó a suceder algo loco. Las nubes oscuras parecieron disiparse, y esa horrible sensación de fracaso perdió su control sobre mí. ¿Cómo está sucediendo esto? me pregunté. A pesar de todas esas emociones negativas, empecé a sentir que no estaba roto. Sentí que, con el tiempo, esta tormenta pasaría. Y efectivamente, pasó y ha seguido haciéndolo desde entonces. Es casi como si cuando dejé de luchar y resistirme a los contratiempos, esa rendición permitió que la paz entrara en mi mente y en mi cuerpo. Y casi cada vez que tenía un contratiempo, una vez que salía de él, era como si un trocito de mí volviera a recuperarse."

AVANZAR CON LOS CONTRATIEMPOS

La duración de tu revés nunca debería ser un problema. Lo que importa es que tengas la actitud correcta y la voluntad de aceptar, procesar y seguir avanzando, como compartió Ben. Aumenta tu conciencia y comprensión de lo que ocurre cuando tienes un contratiempo para que puedas permitirte tener por fin una gran vida.

Si quieres algunos consejos sobre cómo manejar esos momentos desafiantes de una manera saludable, aquí hay algunas cosas para practicar. A veces, ninguna de ellas funcionará, y eso está bien.

Encuentra todos tus logros, por pequeños que sean, y celébralos:

Dado que la mayoría de nosotros nos sentimos impotentes y agotados por los conocimientos y progresos adquiridos anteriormente, un buen ejercicio es recordar lo lejos que has llegado. Ha habido pruebas de éxito (por pequeñas que sean), y es importante recordar o leer en tu diario todos los días en los que las cosas se sintieron bien. ¿Conseguiste hacer ejercicio y alcanzar todos tus objetivos semanales? Estupendo. Vuelve a celebrar esa vieja victoria. Muéstrate a ti mismo todas las veces que has superado un reto.

Vuelve a lo básico:

No te avergüences de volver a las técnicas y principios básicos que te hicieron avanzar, si tienes folletos de tus sesiones de terapia o libros que te fueron útiles, vuelve a leerlos.

Técnicas de respiración profunda y prácticas de mindfulness:

Vuelve a practicar técnicas de respiración y relajación. ¿Recuerdas los ejercicios de respiración profunda, meditación y ejercicios de conexión a tierra que aprendiste antes en el libro? Ponlos en práctica religiosamente.

Crea tus tarjetas personalizadas:

Es difícil recordar afirmaciones, declaraciones o consejos útiles cuando se está en medio de un revés. Considera la posibilidad de crear algunas tarjetas de memoria que puedas sacar cuando estés a punto de caer en la desesperación. Podrías escribir afirmaciones como

Tengo un contratiempo y por eso me siento así, pero no pasa nada. Sigo estando bien.

Volveré a sentirme mejor. Ya me he recuperado antes y lo volveré a hacer.

Los contratiempos son una parte normal de la recuperación.

CONCLUSIÓN

Felicitaciones por haber llegado al final de este libro. Ha sido un viaje salvaje y emocionalmente desafiante. Tu compromiso se verá muy recompensado si sigues y pones en práctica todo lo que has aprendido. La ansiedad es como llevar gafas de sol de color oscuro. Todo parece sombrío, independientemente de lo que mires. Sé que la lectura de este libro ha tenido su parte de desafíos, y lo mismo ocurrirá con la finalización del tratamiento. Pero una vez que te encuentres al otro lado de la ansiedad, esas gafas oscuras se desvanecerán, y por fin disfrutarás de la libertad y la plenitud con las que has estado soñando.

Recordemos una vez más que los pensamientos negativos y el pensamiento distorsionado no desaparecerán para siempre. A lo largo de este viaje, todavía te encontrarás pensando y sintiendo cosas negativas hacia ti y hacia los demás. Cuando eso ocurra, observa sin juzgar y deja que pasen de largo. El pensamiento y las creencias negativas nunca son fáciles de cambiar y requieren tiempo. Las afirmaciones positivas son estupendas, pero no siempre funcionan, así que lo que necesitas es desarrollar la conciencia adecuada y practicar la atención plena como forma de vida. Sé proactivo y toma medidas por tu cuenta, tanto si trabajas con un terapeuta como si no. Por cierto, como hemos comentado antes, buscar ayuda profesional no te hace débil ni loco. Si necesitas apoyo, considera la posibilidad de contratar a un terapeuta que te parezca adecuado. Trabajar con un terapeuta puede proporcionarte la objetividad, la responsabilidad y la orientación más necesarias en el proceso de curación. Puede ser una forma de crear un "espacio seguro" para explorar, compartir, discutir y examinar la causa de tu ansiedad. También puede ser la mejor solución para tener un profesional que te apoye mientras aprendes habilidades de vida para superarla.

En nuestra economía volátil y sociedad adicta a los medios sociales, los problemas de salud mental son un verdadero reto para muchos adultos jóvenes, así que no sientas que hay algo malo en ti. El tratamiento de los problemas emocionales es fundamental para nuestra generación si queremos disfrutar de la civilización moderna y mantener una sensación de paz y felicidad.

La conclusión es que la paz y la felicidad nos importan, y deberíamos hacer todo lo posible para volver a entrenar nuestras mentes del mismo modo que hacemos hincapié en el entrenamiento de nuestros cuerpos físicos. Algunas personas pueden hacerlo por sí solas en casa con un vídeo de YouTube, mientras que otras requieren una suscripción al gimnasio con un entrenador personal para que funcione. No hay nada bueno o malo. Lo que importa es que te dé los resultados que quieres. En lo que respecta a la salud mental, puedes optar por embarcarte en esta búsqueda por ti mismo y seguir las recomendaciones que se indican en este libro, o puedes combinar estas ideas con el apoyo de una comunidad o terapeuta, según lo que te parezca mejor. Esto es lo que sé con certeza. No puedes sanar y transformar permanentemente tu vida si todo lo que buscas son atajos o soluciones rápidas. No se puede engañar a la mente ni engañarla para que se transforme. Tendrás que dar un paso adelante y asumir la responsabilidad. Aprende a enfrentarte a tus miedos y a aceptar tus emociones salvajes, rebeldes y a veces oscuras. Invierte en cualquier cosa y en todos los que te ayuden a expandir tu autoconciencia, porque todo empieza y termina contigo. La calidad de vida que tendrás al dar los siguientes pasos no depende de la economía, de lo mal que esté tu ansiedad o del lugar donde vivas. Tu calidad de vida depende de ti y de las decisiones que tomes diariamente. Así que te invito a que empieces a tomar decisiones que te den vida. Decide que vas a invertir algún tiempo en experimentar con nuevos rituales matutinos y nocturnos. Decide ajustar tu nutrición actual, tus hábitos de entrenamiento y tus hábitos de sueño. Integra la atención plena como forma de vida. Invierte en más libros, profesores, eventos o incluso sesiones de terapia de grupo en las que puedas tener acceso a personas afines e inspiradoras. La paz y la felicidad nunca han faltado en tu vida. Sólo tienes que aprender a eliminar o evitar las cosas que te hacen bloquear estos bellos estados.

La mayoría de la gente leerá este libro con la perspectiva de que la ansiedad es terrible, y que ellos son defectuosos y están rotos. Espero que a estas alturas hayas empezado a ver las cosas de otra manera. Que te hayas dado cuenta de que la ansiedad, el pánico, o cualquier otro trastorno no puede gobernar tu vida a menos que le entregues tu mente y le permitas estar en el asiento del conductor. También espero que te des cuenta de que, por muy mal que hayan ido las cosas, pueden cambiar a mejor. Hoy puede ser el comienzo de tu nueva vida. Puedes encontrar la paz y la felicidad ahora, incluso mientras te recuperas y te curas de la ansiedad. Hazte a la idea de que tu nueva vida es real y que ha llegado el momento de que tengas una mejor calidad de vida, y eso es precisamente lo que conseguirás.

Gracias por leer mi historia, la de otros como nosotros que han recorrido el mismo camino y han demostrado que la libertad es posible. Y por último, pero no menos importante, gracias por seguir creyendo en ti mismo. Sigue adelante y sana.

PÁGINA DE RECURSOS

Oakley, A. (2016, Agosto 24). Your Natural State Of Being. Obtenido el 27 de febrero, 2021, de https://www.innerpeacenow.com/inner-peace-blog/natural-state-of-being

Three common misconceptions about anxiety. (n.d.). Obtenido el 27 de febrero, 2021, de https://www.beyondblue.org.au/personal-best/pillar/in-focus/three-common-misconceptions-about-anxiety

Anxiety disorders - Symptoms and causes. (2018, May 4). Obtenido el 27 de febrero, 2021, de https://www.mayoclinic.org/diseases-conditions/anxiety/symptoms-causes/syc-20350961

Three common myths about anxiety. (2018, August 10). Obtenido el 27 de febrero, 2021, de https://www.trainingjournal.com/articles/features/three-common-myths-about-anxiety

Common Misconceptions About Anxiety Disorders. (2020, November 5). Obtenido el 27 de febrero, 2021, de https://www. banyanmentalhealth.com/2018/08/02/common-misconceptions-about-anxiety-disorders/

Stöppler, M. C. (2007, January 1). Panic Attack Symptoms. Obtenido el 27 de febrero, 2021, de https://www.webmd.com/anxiety-panic/ guide/panic-attack-symptoms

NIMH » Social Anxiety Disorder: More Than Just Shyness. (2021, March 3). Obtenido el 27 de febrero, 2021, de https://www.nimh.nih. gov/health/publications/social-anxiety-disorder-more-than-just-shyness/index.shtml

Harvard Health Publishing. (2020b, October 13). Yoga for anxiety and depression. Obtenido el 27 de febrero, 2021, de https://www.health. harvard.edu/mind-and-mood/yoga-for-anxiety-and-depression#:% 7E:text=By%20reducing%20perceived%20stress%20and,blood%20-pressure%2C%20and%20easing%20respiration.

High-Intensity Exercise Best Way To Reduce Anxiety, University Of Missouri Study Finds. (n.d.). Obtenido el 27 de febrero, 2021, de https://www.sciencedaily.com/releases/2003/07/030715091511.htm

Bonfil, A. (2020, August 26). Mindfulness from a DBT Perspective. Obtenido el 27 de febrero, 2021, de https://cogbtherapy.com/cbt-blog/mindfulness-in-dbt

Khoramnia, S. (n.d.). The effectiveness of acceptance and commit-ment therapy for social anxiety disorder: a randomized clinical trial.

Obtenido el 27 de febrero, 2021, de http://www.scielo.br/scielo.php?script=sci_arttext&pid=S2237-60892020000100030

Gavlick, K. (2020, March 15). Breathe In, Breathe Out: Simple Breathwork Meditation For Beginners. Obtenido el 27 de febrero, 2021, de https://www.organicauthority.com/energetic-health/breathe-in-breathe-out-simple-breathwork-meditation-for-beginners

Connection Between Mental and Physical Health. (n.d.). Obtenido el 27 de febrero, 2021, de https://ontario.cmha.ca/documents/connection-between-mental-and-physical-health/

Exercise for Stress and Anxiety | Anxiety and Depression Association of America, ADAA. (n.d.). Obtenido el 27 de febrero, 2021, de https://adaa.org/living-with-anxiety/managing-anxiety/exercise-stress-and-anxiety

How to Design the Ideal Bedroom for Sleep. (2020, October 23). Obtenido el 27 de febrero, 2021, de https://www.sleepfoundation.org/bedroom-environment/how-to-design-the-ideal-bedroom-for-sleep

rockland-editor. (2016, July 26). How to Develop Coping Skills for Anger, Anxiety, and Depression. Obtenido el 27 de febrero, 2021, de http://www.rocklandhelp.org/how-to-develop-coping-skills-for-anger-anxiety-and-depression/

Understanding Anxiety Disorders. (2017, September 8). Obtenido el 27 de febrero, 2021, de https://newsinhealth.nih.gov/2016/03/understanding-anxiety-disorders

Rubinstein, B. L. N. (2007, May 14). How to Choose the Best Therapist or Counselor for You. Obtenido el 27 de febrero, 2021, de https://www.goodtherapy.org/blog/how-to-find-a-therapist/

Signs You Are Healing From Anxiety and Depression. (2018, August 23). Obtenido el 27 de febrero, 2021, de https://www.bayviewrecovery.com/rehab-blog/signs-you-are-healing-from-anxiety-and-depression/

www.ingramcontent.com/pod-product-compliance
Lightning Source LLC
Chambersburg PA
CBHW030243030426
42336CB00009B/236